Josh v. Soer/Marieanne Wolny-Follath (Hrsg.)

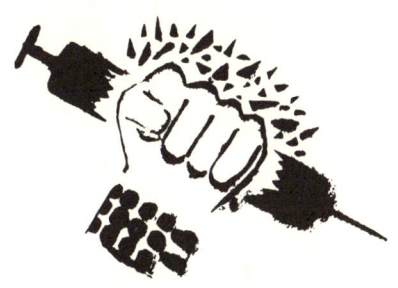

H wie Heroin

Betroffene erzählen ihr Leben

W0175951

Rasch und Röhring Verlag

CIP-Titelaufnahme der Deutschen Bibliothek

H wie Heroin: Betroffene erzählen ihr Leben / Josh v. Soer;
Marieanne Wolny-Follath. — Hamburg: Rasch u. Röhring, 1990
ISBN 3-89136-295-1
NE: Soer, Josh von [Hrsg.]

Inhalt

Um die Anonymität unserer Gesprächspartner zu wahren, haben wir ihre Namen geändert.

Einleitung

Die Zahl der Heroinabhängigen in der Bundesrepublik stieg 1989 auf mehr als 100 000. Das entspricht etwa der Einwohnerzahl von Heidelberg oder Wolfsburg. Nimmt man die unmittelbar von der Abhängigkeit Mitbetroffenen hinzu, den Kreis der Eltern, Partner, Geschwister und Freunde, kommt man auf Millionen von Menschen, die an der Geißel Rauschgift direkt leiden: ein Groß-München oder Groß-Hamburg der Abhängigen, deren Lebensinhalt und Lebensrhythmus allein der Umgang mit der Droge prägt. Aber es gibt keine isolierte Drogen-Kapitale, eingezäunt und hermetisch abgeriegelt und weit weg von den »Gesunden«. Heroin, Kokain, Amphetamine* sind überall. In den Kreisen der Schickeria, in der biederen Reihenhaussiedlung, im gutbürgerlichen Vorort, im Armengetto der Großstadt.

Die Rauschgiftdaten schnellen alarmierend nach oben — und ein Ende ist nicht abzusehen. 1989 starben in der Bundesrepublik 978 Menschen an einer Überdosis Heroin, in der Szene zynisch »der goldene Schuß« genannt. Das ist fast die Hälfte mehr als im Vorjahr und doch noch eine Zahl, die verharmlost: Drogenexperten multiplizieren sie mal fünf, um auf eine realistische Größenordnung zu kommen. Die Dunkelziffer ist so hoch, weil viele Ärzte bei einem allgemeinen körperlichen Verfall Rauschgift als Todesursache nicht erkennen oder — im Sinne der Familien —

* Erläuterungen der Begriffe siehe Seite 197

nicht erkennen wollen; Selbstmord aus Verzweiflung über Drogenabhängigkeit läßt sich statistisch nicht erfassen; und beim Tod durch die Immunschwächekrankheit AIDS wird nicht immer der Heroinkonsum als Ursache publik gemacht. Bis zu 35 Prozent aller Fixer sind nach Schätzungen HIV-positiv. Um sich ihre Dosis Gift besorgen zu können, gehen viele auf den Strich, einige ohne Rücksicht darauf, ob sie AIDS weiterverbreiten oder nicht. Andere Heroinabhängige begehen Apotheken-Einbrüche, stehlen und betrügen für den nächsten »Kick« und zerstören meist innerhalb kürzester Zeit ihre Gesundheit, ihren Freundeskreis, ihre Lebensperspektive. Kriminalisierung, Verelendung, Knast und/oder Psychiatrie sind in den meisten Fällen der Preis, den sie für ihre Sucht bezahlen müssen — und doch machen sie oft weiter, weil sie keinen Weg aus dem Teufelskreis finden. Noch nie gab es so viele Neueinsteiger wie heute, noch nie ein solches Überangebot an harten Drogen zu relativ niedrigen Preisen.

Amerikanische Zustände mit Mordserien und blutigen Bandenkriegen auch in deutschen Metropolen — das ist inzwischen mehr als nur eine Horrorphantasie. »Unsere schlechten Nachrichten von heute sind die euren von morgen«, warnt ein Spitzenbeamter der amerikanischen Drogenbehörde. Vom Preisverfall auf dem gesättigten US-Markt getroffen, vom »Krieg« der US-Regierung gegen ihre kolumbianischen Bastionen zumindest leicht verunsichert, setzen die Drogenbosse große Hoffnungen auf den europäischen Binnenmarkt ab 1992, eine mit über 300 Millionen Menschen dichtbesiedelte und reiche Region mit dann noch offeneren Grenzen. In ihrer Mitte: die Bundesrepublik.

Im illegalen Drogenhandel steckt heute mehr Geld als in jedem anderen Geschäft der Erde. Auf 500 Milliarden Dollar — das halbe Bruttosozialprodukt der Bundesrepublik, weit mehr als das Lateinamerikas — schätzen US-Experten das Busineß mit der Weltmacht Droge, die Gewinnspannen ermöglicht wie keine andere Handels»ware«.

In den Vereinigten Staaten von Amerika zumindest hat das zu einem neuen Problembewußtsein geführt. Noch vor zehn Jahren sah nicht einmal jeder zwölfte Amerikaner die Drogenbekämpfung als das vordringlichste Problem der USA an; bei der Meinungsumfrage des Gallup-Instituts 1989 dagegen nannte mehr als die Hälfte der US-Bürger Drogen ihre größte Sorge, 58 Prozent aller Befragten. Nur etwa vier Prozent fürchteten die Arbeitslosigkeit mehr, gar nur ein Prozent einen Atomkrieg. Diesen zentralen Stellenwert hat das Rauschgiftproblem bei uns in der öffentlichen Diskussion noch nicht erreicht, obwohl in den letzten Monaten Zeitungs- und Zeitschriftenartikel über Drogen die Bundesbürger geradezu überschwemmen. Kaum eine der Publikationen stellt das Schicksal der Suchtkranken in den Mittelpunkt, läßt sie zu Wort kommen. Nichts über ihren Lebensweg, ihre Ansichten, ihre Ängste, ihre Wünsche.

Das mag seine Gründe darin haben, daß es schwierig ist, an Abhängige »heranzukommen«, ihr Vertrauen für eine selbstkritische und deshalb naturgemäß auch schmerzliche gemeinsame Auseinandersetzung mit der »Drogenkarriere« zu gewinnen. Auf der anderen Seite beobachten wir in der Drogenarbeit auch häufig eine deutliche Abwehrhaltung bei den »Gesunden«: Wenn es um Sucht geht, neigen viele zur Verdrängung. Wir meinen, kaum einer der Befragten in diesem Buch hat das so nachdrücklich und erschütternd formuliert wie Hans-Jürgen S., Vater eines der Drogenabhängigen. Er besorgte seinem Sohn Remedacen auf dem Schwarzmarkt und schildert die »Szene« der Dealer und Abhängigen: »Alle möglichen Menschen liefen vorbei, während ich wartete, sogenannte Gesunde und jede Menge Kranke, richtige Jammergestalten. Aber die Gesun-

9

den schienen die Jammergestalten gar nicht wahrzunehmen, sahen nur zur Seite, als wären sie nicht da. Solch ein
Anblick müßte doch bei allen das blanke Erbarmen hervorrufen! Die müßten doch alle schreien, was ist los mit euch,
was können wir tun, euch zu helfen — aber man sieht nur
durch die Kranken hindurch.«

Dieses Buch, das elf Betroffene zu Wort kommen läßt, ist
kein therapeutisches Lehrwerk. Hier geht es nicht vorran-
gig um das gesellschaftliche »Problem Sucht«, sondern um
ganz bestimmte Menschen, die einen Weg gegangen sind,
vor dem andere vielleicht nur zufällig bewahrt wurden.
Uns interessierte vor allem: Was sind das für Menschen, die
da — für »Normalbürger« so unverständlich — ihr Leben
»wegwerfen«? Wie kamen sie zu ihrer Sucht, wie leben sie
mit ihr, und wie versuchen sie, davon loszukommen?

Wir erheben nicht den Anspruch, »Repräsentatives« über
»den Heroinabhängigen« auszusagen; die Auswahl, die
wir unter den Drogenkranken getroffen haben, ist subjektiv
und spiegelt weder ein soziales Spektrum wider noch den
prozentualen Anteil derer, die den Ausstieg oder den »Umstieg« auf Ersatzdrogen, die Substitution mit Remedacen
oder Polamidon, geschafft haben. Wir haben auf jede Kom-
mentierung der Aussagen unserer Gesprächspartner ver-
zichtet und manchmal auch auf eine Frage, die dem Leser
der Protokolle naheliegend oder gar unverzichtbar erscheinen mag. Es kostete uns gelegentlich Überwindung, nicht
nachzuhaken oder auf Widersprüche hinzuweisen, wir haben uns oft von unseren Gefühlen leiten lassen, von der Ge-
sprächssituation. Denn für die Interviewten war die Auseinandersetzung mit ihrer Abhängigkeit ohne Ausflüchte,
ohne Tabus äußerst schmerzlich.

Mit allen führten wir mehrere Gespräche, mit einigen über
den Zeitraum eines Jahres. Wir haben manchmal abgebrochen, wenn unsere Gesprächspartner nicht weiterwußten

oder in Tränen ausbrachen. Aber wir haben — mit ihrem Einverständnis — alle Gesprächsprotokolle auf Tonband aufgezeichnet. Es war unvermeidlich, einige Texte zu kürzen. Hinzugefügt wurde kein Satz, kein Wort, und wir haben auch nichts sprachlich »eingeebnet« oder geglättet. Die Begriffe, mit denen der Leser Verständnisschwierigkeiten haben könnte, werden im Anhang erklärt. Für die Gesprächsbereitschaft und die Offenheit möchten wir allen Beteiligten danken. Wir sind voller Mitgefühl für diese Menschen und ihr Schicksal, in dem soviel von Prostitution, von Beschaffungskriminalität, von AIDS, Tod und Verzweiflung die Rede ist, aber auch von Glücksmomenten, von Mut und der Kraft, trotz allem weiterzuleben, auch wenn die Zukunft oft noch so grau und perspektivlos aussieht. Unsere Sympathie und unser Mitgefühl sollten aber nicht mit verständnisvoller Billigung aller Verhaltensweisen unserer Gesprächspartner gleichgesetzt werden. Auch wir waren manchmal entsetzt oder ratlos und hatten Mühe, unsere Trauer und Wut, Hilflosigkeit und enttäuschte Hoffnung zu verarbeiten, wenn einer der Beteiligten rückfällig — oder straffällig — geworden war.

Was sagen unsere Protokolle aus über den Weg in die Sucht? Es gibt wohl keine »Karrieremuster« der Sucht, keinen monokausalen Weg in die Abhängigkeit. Oft werden traumatische Kindheitserlebnisse, besonders autoritäre — aber auch besonders verwöhnende, alles gestattende — Eltern als »Einstiegsursache« genannt. Häufig spielen Alkohol und Haschisch als Einstiegsdroge eine Rolle, immer wieder gibt es den Versuch, sich schon im Alter von 12 bis 14 Jahren vom Elternhaus zu lösen, neue Bezugspunkte in einer gleichaltrigen Clique zu finden. Das Zugehörigkeitsgefühl definiert sich oft über den Konsum von Drogen. Die »Akzeptanz in der Gruppe« gilt nach Meinung von Dr. Gerhard Bühringer, dem Leiter des »Instituts für Therapieforschung« in München, nicht selten als erste wichtige Bestätigung dafür, daß Drogenkonsum »okay« ist, unabhängig von der pharmakologischen Wirkung.

Warum es bei vielen beim Probieren bleibt, warum andere drogenabhängig werden, darüber weiß man immer noch sehr wenig, und darüber können auch unsere Gespräche keine schlüssige Auskunft geben. Schuldzuweisungen helfen keinem. Gerade weil es oft eine Kombination von Faktoren ist — (schulische) Umwelt, Pubertät, Gruppendynamik, geweckte Neugier —, die junge Menschen in den Drogenkonsum treiben kann, sollten Eltern, Freunde, Partner nicht »ausrasten«, wie der betroffene Vater im Gespräch sagt, sich nicht mit der Frage martern, was denn ausgerechnet sie falsch gemacht haben. Eine Frage, die uns immer wieder und mit verzweifelter Intensität von Angehörigen gestellt wird. Die »bessere«, die entscheidende Frage heißt, wie wir den Drogenabhängigen helfen können, von ihrer Sucht loszukommen.

Die gesellschaftliche Reaktion auf das Problem Opiatsucht ist ein Spiegelbild der Unsicherheit und Ambivalenz im Verhältnis des Abhängigen zu seiner Familie: Gerade weil viele Fragen nicht eindeutig zu beantworten sind, sucht die Mehrzahl der Politiker die Flucht nach vorn in die eindeutige Schwarzweißlösung. So wird in den meisten deutschen Bundesländern nur der »Königsweg«, die totale Abstinenz mittels einer Langzeittherapie, propagiert. Über solche Abstinenztherapien sind aber erfahrungsgemäß nur etwa zehn Prozent der Heroinabhängigen zu erreichen, von denen etwa neunzig Prozent wieder rückfällig werden. Viele Drogenentzugsbehandlungen erfolgen zwangsweise, ohne die wichtigste Voraussetzung für das Loskommen von der Droge: die starke innere Bereitschaft des Süchtigen. Sie werden beispielsweise gerichtlich verordnet, etwa als Bestandteil eines Urteils oder nach der Devise »Therapie statt Strafe«. Die wenigsten Politiker sind, wie der nord-rhein-westfälische Sozialminister Hermann Heinemann, bereit, den Drogenabhängigen und nicht das »Prinzip« in den Mittelpunkt ihrer Überlegungen zu stellen: »Dürfen wir die weit überwiegende Mehrheit der Drogenabhängigen, die noch nicht bereit oder fähig ist zur Drogenfreiheit und zur Abstinenztherapie, einfach ihrem Schicksal überlassen? Eine (Drogen-)Politik, die Menschen einfach abschreibt, hat versagt.«

Wir setzen uns in der Drogenarbeit primär mit Schicksalen, nicht mit Dogmen auseinander, von daher ist für uns das Phänomen Sucht so vielschichtig, daß schon allein deshalb dem Abhängigen auch vielfältige Hilfsangebote gemacht werden müßten. Vergleichsweise so, wie es im europäischen Ausland, in den Niederlanden und in der Schweiz, sowie in den Vereinigten Staaten schon lange mit sehr unterschiedlichen Suchttherapien praktiziert wird. Wir sind der Ansicht, daß in der Bundesrepublik ein sofortiges Umdenken notwendig ist: Auch die Substitutionstherapien mit Polamidon oder Remedacen sollten in allen Bundesländern angeboten werden, wie es heute bereits in Nordrhein-Westfalen und Hamburg geschieht. Das sogenannte Methadonprogramm ermöglicht dem Abhängigen unter ärztlicher Aufsicht die Heroinsubstitution mit einem Medikament — er wird so zwar nicht unmittelbar drogenfrei, kann aber ohne Angst davor leben, wie er seinen nächsten »Kick« finanziert und in welcher »Reinheit« er ihn vom Dealer serviert bekommt. Er ist vor der Überdosierung, vor Abszessen, vor der durch nichtsterile Nadeln verursachten HIV-Infektion sicher — und nicht zuletzt vor allen Folgen der Kriminalisierung des Heroinkonsums. Gegner dieser Substitution nennen den »Umstieg« zu leicht, fordern »alles oder nichts«, in jedem Fall den Entzug. Natürlich wäre totale Drogenfreiheit statt Substition der Idealfall. Wer aber sieht, welch großen Vorteil Methadon im Leben der Heroinabhängigen bedeutet, welche Alternativen zum Dahinvegetieren sich dadurch auftun, kann sich diesem Weg nicht verschließen: Er ist für viele die entscheidende Hilfe zum Ausstieg aus der Junkieszene, zu einem »normalen«, geregelten (Arbeits-)Leben. Methadonpatienten können sich wieder einen Freundeskreis aufbauen, eine Lebensperspektive entwickeln. Fünf unserer neun Gesprächspartner sind im Substitutionsprogramm. Weit davon entfernt, vor Rückfällen gefeit oder von Nebenwirkungen verschont zu sein, haben sie jetzt eine Chance.

Es sollten alle Möglichkeiten ausgeschöpft werden, Heroinabhängige zu erreichen, zum Beispiel auch über Akupunktur oder die sogenannte biomedizinische Methode »Black box«. Die »Prinzipien« unserer Gesellschaft müssen gegenüber der konkreten Möglichkeit, einem Menschen zu helfen, zurückstehen. Die Verbesserung der Lebensumstände gehört zu den wesentlichen Voraussetzungen für den Anreiz zum Aufhören. Es fehlen aber Arbeits- und Wohnprojekte, es fehlt an Geld für Selbsthilfegruppen, für psychologische Betreuung, für die Suchtforschung, kurzum, es fehlt an einem weitsichtigen Konzept für den Umgang mit dem Problem Drogen. Wer heute in der Suchtbekämpfung mit Millionen für derartige Einrichtungen knausert, wird sich später vorrechnen lassen müssen, daß Milliarden nicht mehr zur Beseitigung der Langzeitfolgen ausreichen.

Es gibt Anzeichen des Umdenkens in der Bundesrepublik, Überlegungen, die über die noch stark eingeschränkten Methadonprogramme in den einzelnen Bundesländern hinausgehen. Henning Voscherau, Hamburgs Erster Bürgermeister, trat 1989 mit dem Vorschlag an die Öffentlichkeit, Heroin unter staatlicher Kontrolle zu verschreiben. Die Anregung erregte riesiges Aufsehen und provozierte sofortigen scharfen Widerspruch. So sensationell ist der Gedanke der streng kontrollierten Heroinabgabe aber keineswegs: In den USA argumentieren stramme Konservative wie der Nobelpreisträger Milton Friedman und auch die liberale »New York Times« für eine Legalisierung. Die kontrollierte Freigabe harter Drogen, so ihr Argument, sei die einzige Chance, den Rauschgiftmultis das Dealerhandwerk zu legen, denn nur die Illegalität schaffe den Drogenkartellen ihre Irrsinnsprofite. Wenn einmal die anderweitig nicht zu bändigende Beschaffungskriminalität ausgetrocknet sei, nehme auch die Ausbreitung von AIDS ab. Die Ersparnisse aus dem Wegfall dieser Bedrohungen und zusätzliche Milliarden durch Heroinbesteuerung könnten dazu verwendet werden, der Drogenabhängigkeit mit großangelegten Sozialprogrammen zu begegnen und mit ihr so umzugehen wie mit dem Alkoholismus: als Krankheit statt als Verbrechen.

Was da theoretisch so verführerisch einleuchtend klingt, hat freilich in der Praxis auch unübersehbare Nachteile. Es taugt vielleicht für einzelne, als allerletztes Mittel zur Lebenserhaltung, ermöglicht aber selten eine »normale« soziale Entfaltung. Heroin, das man als Abhängiger ja alle sechs Stunden braucht, verursacht meistens ein schnelles Auf und Ab der Stimmungskurve und erschwert es allein schon aus diesem Grund sehr, sich in den Arbeitsalltag zu integrieren. Heroin wird üblicherweise injiziert, Polamidon hingegen getrunken. Von daher wird ein Heroinabhängiger, der vor allem am »Kick« interessiert ist, eine Heroininjektion vorziehen, während ein Betroffener, der zu einem »Normal«zustand motiviert ist, sich eher für die orale Dosis Polamidon/Methadon/Remedacen entscheidet. Zudem würden sich Dealer-Organisationen nicht so leicht aus dem Geschäft drängen lassen, sondern sich vielmehr auf neue Drogen verlegen und womöglich noch mehr und noch jüngere Kinder abhängig zu machen versuchen. Startete ein Bundesland wie Hamburg allein ein solches Heroinprogramm, könnte es zum Mekka vieler Heroinabhängiger werden. Eine gesamteuropäische Lösung wäre also vonnöten. Eine Liberalisierung der noch illegalen Drogen zumindest EG-weit — kaum vorstellbar, daß es zu einem solchen radikalen Schritt kommt.

Einer der bekanntesten Experten auf dem Gebiet der Methadonbehandlung, Professor Robert Newman, Präsident des Beth Israel Medical Center in New York, äußert sich folgendermaßen zu dem Problem: »Das Verlangen nach ›Legalisierung‹ stützt sich auf die Prämisse, daß legale Wege der Verteilung die illegale Versorgung ersetzen werden, von Anbau und Herstellung angefangen bis zum Kleinhändler. Wenn dieses Ziel erreichbar wäre, würde es mutmaßlich verbunden sein mit dem Wegfall der Kriminalität und von Kleinhändlern, die sich um neue Abnehmer bemühen und damit ständig neue Süchtige schaffen. Um aber dieses Ziel zu erreichen, würde man unter denselben Voraussetzungen konkurrieren müssen wie illegale Drogenhändler. Dies wiederum bedeutet unzweifelhaft den ungeregelten Zugang zu Drogen für jedermann, in jeder Menge, 24 Stunden am Tag. Man könnte die Menge der zu verkaufenden potentiellen tödlichen Drogen nicht begrenzen, man könnte keine Altersbegrenzung festlegen, man könnte an Feiertagen nicht schließen, man könnte vom Käufer nicht die Bereitschaft zur Beratung und Ausbildung usw. verlangen. Wenn diese Voraussetzungen nicht gegeben sind, wird ein Weiterbestehen der unerlaubten Nachfrage, gefolgt von einem Schwarzmarkt für die Versorgung, unvermeidlich sein und auf diese Weise das Prinzip einer Legalisierung unterminieren.«

Es gibt also keine »Patentlösungen«; denkbar ist, daß sich künftig eine gesamteuropäische Drogenpolizei gezielt um große und auch kleine Dealer und Heroinkonsumenten »kümmern« wird. Doch das Ziel wird so nicht erreicht, wenn auch jede Form von Unterminierung des Dealer-Kartells ein Fortschritt sein mag.

Wir hoffen, daß unsere Gespräche mit den Abhängigen und mit dem Vater und daß der Text der Mutter etwas bewirken. Daß sie so begriffen werden, wie wir sie empfunden haben: als Appell zur Hilfe und zu mehr Verständnis. Daß die LeserInnen dieses Buches dazu veranlaßt werden, nicht mehr »einfach durch die Kranken hindurchzusehen«, wie es Hans-Jürgen S. ausgedrückt hat.

Hamburg, im Januar 1990
Josh v. Soer
Marieanne Wolny-Follath

Daniel
Wenn der Dealer kommt, weiß ich einfach nicht, was mit mir los ist

Daniel ist 29 Jahre alt, groß, schlaksig. Er achtet offensichtlich auf seine Kleidung, hat gepflegte lange Haare. Während der Gespräche macht er einen sehr konzentrierten Eindruck, versucht alle Etappen seines Lebens gewissenhaft zu rekonstruieren, einmal auch anhand eines Kalenders, in dem er sich Notizen gemacht hat. Er antwortet auf Fragen oft stockend, spricht langsam und deutlich — Ausdruck seiner Konzentration.

Wenn du jetzt einmal zurückdenkst, wie hat es mit deiner Drogenabhängigkeit angefangen?
Daniel: Vielleicht sollte ich anfangen, als ich zwölf Jahre alt war. Mein Vater hat damals viel Alkohol getrunken, und abends war es immer furchtbar bei uns zu Hause. Er hat meine Mutter zwar nicht richtig geschlagen, aber geschrien und gestritten haben sie. Dann kam meine Mutter immer zu mir im Anschluß, um mit mir zu reden und Trost zu suchen. Und immer weinte sie. Da habe ich mir geschworen: So wie dein Vater, so wirst du nie! Das war so schrecklich, wie der sich benommen hat, das war so abstoßend. Und doch, als ich so dreizehn oder vierzehn Jahre alt war, da wurde in der Schule viel Alkohol getrunken. Ich hab' da mitgemacht, von Anfang an, weil es mir gegen meine Verklemmungen half. Zu Hause kam es ja kaum mal zu Gesprächen, meine Mutter arbeitete halbtags bei der Post, mal Früh-, mal Spätschicht, mein Vater war Schweißer auf einer Werft und oft auch auf Montage. Meine Eltern haben

mich sexuell nie aufgeklärt. Wenn die anderen in der Schule über so Sachen sprachen wie schwul sein, homosexuell oder so, da wußte ich gar nicht, was gemeint war. Ich wollte dann auch gern mal eine Freundin haben wie die anderen, aber ich traute mich nicht, jemanden anzusprechen. Durch Alkohol hat man da nicht mehr so viele Hemmungen. Wir haben viele Feten gefeiert, oft auch bei mir. Ohne Alkohol kam bald gar keine Stimmung mehr auf. Und ich habe mit der Zeit dann immer am meisten getrunken.

Wie kamst du dann mit anderen Drogen in Kontakt?

Daniel: Ich hab' nach der Schule eine Kfz-Lehre gemacht und bin da gleich ins zweite Lehrjahr gekommen, weil ich schon das BGJ hatte, das Berufsgrundausbildungsjahr. Das wurde für die Lehre angerechnet. Die meisten anderen Lehrlinge waren auf mich neidisch deshalb, auch weil ich schon mehr praktische Erfahrung hatte als die. Keiner wollte mit mir reden. Zu Hause wurde ja auch nichts besprochen. Und dann kamen die Schwierigkeiten in der Berufsschule, weil mir die Theorie fehlte. In der Berufsschule bin ich auch an die erste Haschzigarette geraten — das war so toll. Ich hatte plötzlich das Gefühl, daß alle Probleme von mir abfielen.

Und der Übergang zu den harten Drogen wie Heroin kam dann ganz automatisch?

Daniel: Ja. Mit der Zeit deprimierte mich das Hasch, machte mich ganz schwermütig. Da probierte ich andere Sachen aus. Durch einen Bekannten an der Berufsschule lernte ich einen Dealer kennen, der mich mit Kokain und Heroin versorgte. In den ersten Wochen hat er mir das Zeugs geschenkt, bis ich dann richtig süchtig war und regelmäßig Koks und Heroin schniefte.

Warum hast du dich von dem Dealer so leicht überreden lassen? Was war das für ein Typ?

Daniel: Wie gesagt, erst hat er mir das Zeugs geschenkt. Da dachte ich, das ist ja nett von dem. Er war ein blonder, gutaussehender Typ. Ungefähr so alt wie ich, also knapp zwanzig damals. Beruflich hat der nichts gemacht, nur gedealt. Später hat er häufiger im Knast gesessen. Aber der kam immer wieder gut zurecht: Der konnte Leute so gut überreden. Das war auch so einer, der jede Frau nimmt. Der 'ne feste Freundin hat, aber sich trotzdem noch jede Frau nimmt, die er gut findet. Der hat so was drauf. So was konnte ich nie.

Konntest du deine Lehre beenden?

Daniel: Nein, weil ich die theoretische Prüfung nicht bestanden habe. Auch bei der Wiederholung nicht. Aber das war mir damals schon alles gar nicht mehr so wichtig. Ich bekam dann einen Job als Kraftfahrer. Und von da an schniefte ich ganz regelmäßig Kokain.

Hast du eigentlich gewußt, daß Drogen abhängig machen und welche Folgen diese Abhängigkeit für dich haben wird?

Daniel: Nein, überhaupt nicht. In der Schule und zu Hause wurde das totgeschwiegen. Und die Junkies, die das Zeug nahmen, habe ich immer nur gesehen, wenn sie voll auf Gift waren. Also wenn sie gut drauf waren. Entzugserscheinungen und so was kannte ich nicht, noch nicht mal vom Hörensagen.

Du sagtest, du nahmst als Kraftfahrer Kokain. Das ist doch wahnsinnig gefährlich. Hast du denn niemals daran gedacht, daß du andere gefährden könntest?

Daniel: Nein, ganz im Gegenteil. Mit Koks bin ich viel besser, konzentrierter gefahren. Jedenfalls glaubte ich das damals. Wenn es mir nicht so gutging oder ich müde wurde, dann habe ich mir etwas Koks aufs Armaturenbrett gestreut, gesnieft. Und dann ging es wieder toll. Ich hatte damals einen VW-Bus, den konnte ich auch manchmal mit

nach Hause nehmen und privat benutzen. Valoron habe ich
damals auch hin und wieder genommen, damit fuhr sich's
auch wunderbar.

**Hast du mit dem Stoff deine Hemmungen so weit abge-
baut, daß du eine Freundin fandst? Hattest du nun mehr
Kontakt zu anderen oder eher noch weniger als früher?**

Daniel: Das mit der Freundin, das war damals schon gar
nicht mehr so wichtig. Das trat in den Hintergrund. Ich war
mit der Zeit schon so weit drauf auf dem Stoff, daß ich mich
nur noch damit beschäftigt habe, wie ich an den nächsten
rankomme. Wie ich mir die nächste Nase beschaffen
konnte.

**Wann haben deine Eltern das erste Mal etwas bemerkt,
und wie haben sie darauf reagiert?**

Daniel: Das weiß ich heute nicht mehr so genau. Irgendwann einmal kam wohl meine Mutter dahinter. Sie hat
wohl gemerkt, daß ich sie ab und zu beklaut habe. Ich
brauchte ja Geld für den Koks, weil ich nicht mehr genug
dafür verdiente. Wir hatten eine große Sparbüchse, in die
kamen alle Fünfmarkstücke. Da bin ich dann mit dem Messer von unten ran und hab' sie rausgeholt. Sie ist dann zur
Drogenberatungsstelle gegangen und hat sich Rat geholt.
Aber das hat nichts mehr genützt. Ich hatte inzwischen
meine Stelle als Kraftfahrer verloren, weil ich immer unre-
gelmäßiger zur Arbeit ging. Meine jüngere Schwester hat
mich dann noch bei einer Versicherung untergebracht. Da
hatte ich eine Stelle in der Registratur. Aber auch das ging
nicht lang gut: Ich war da schon voll auf Heroin, fehlte oft,
kam morgens nicht mehr hoch. Da haben wir das Arbeits-
verhältnis im gegenseitigen Einvernehmen beendet.

**Wie war das mit der ersten Spritze? Hast du dir selbst
Heroin gespritzt, oder hat dich jemand anders dazu
gebracht?**

Daniel: Hasch genügte mir damals schon lang nicht mehr.

Kokain war ich gewohnt. Da war es irgendwie die Neugier, was Neues zu versuchen. Ich bin mit der Freundin meines Dealers, der gerade im Knast saß, zu einem Junkie-Ehepaar gefahren und wollte, daß die mir die Spritze setzen. Ich konnte es nicht, ich hatte ja bis dahin mit Spritzen keine Erfahrung. Die wollten es mir erst noch ausreden. Ich bestand aber drauf. Das war dann ein unbeschreibliches Gefühl, als der Rausch einsetzte. So was hatte ich überhaupt noch nicht erlebt. Dann spritzte ich mir einigemal Heroin, bis ich voll drauf war.

Hast du es denn einmal mit einem Entzug versucht?

Daniel: Zweimal hab' ich das versucht. Beim erstenmal war das so: Meine Eltern wußten schon, daß ich drauf war. Ich hab' noch bei ihnen gewohnt damals, auch schon mal zu Hause mit einem Freund einen Trip geschmissen. Meine Mutter sagte, ich solle das seinlassen. Aber sie hat es dann doch irgendwie hingenommen. Es war meine Schwester, die mich zur Therapie überredete. Die hat sich erst mal sechs Wochen Urlaub genommen, weil man eine solche Therapie unter Betreuung machen muß. Also das fand ich echt gut, daß die sich so 'ne Mühe machte, und da hab' ich mich einverstanden erklärt. Ich bin also zu einem Heilpraktiker, nachdem mich der Arzt für sechs Wochen krankgeschrieben hat.

Wie verlief dann dein erster Entzug?

Daniel: Grausam. Der Heilpraktiker spritzt das erste Mal Apomorphin. Zehn Minuten später muß man kotzen. Dann muß man das zu Hause dreimal am Tag unter Aufsicht weiterspritzen. Nach einer Woche dann zweimal am Tag. Und immer wieder kotzen, nur kotzen. Du hängst ständig über dem Klo und fühlst dich hundsmiserabel. Eine Woche hielt ich es durch, dann sagte ich zu meiner Schwester: Jetzt bring' ich das nicht mehr. Da ist sie mit mir an die Elbe gefahren, das erinnere ich noch genau. Die frische Luft tat mir irgendwie gut. Aber ich konnte mich nicht lange auf den Beinen halten, ich mußte ja immerzu kotzen. Da hab' ich aufgegeben. Bin am nächsten Tag heimlich in das Auto von meiner Schwester gestiegen und hab' mir bei meinem Dealer ein ganzes Gramm Heroin besorgt und saubere Pumpen. Dann hab' ich mir den Druck gemacht, und dann ging es mir endlich wieder besser. Vorübergehend natürlich. Denn dann ging alles wieder von vorne los mit der Drückerei und dem Heroin. Meine Schwester gab mich auf.

Und wie war das mit dem zweiten Entzug?

Daniel: Ein paar Monate später habe ich einen richtigen Entzug beantragt. Ich hab' das mit meinen Eltern besprochen, die waren ganz glücklich, daß ich es nochmals versuchen wollte. Bei meiner Versicherung habe ich gesagt, ich gehe zur Kur. Die wußten nichts von Heroin, ich hab' etwas von einer Tablettenabhängigkeit gesagt. Ich war dann auch mit Tabletten- und Alkoholabhängigen zusammen. Die ersten drei Wochen waren ganz furchtbar. Ich hatte unglaubliche Schmerzen, ständig Schweißausbrüche. Ich wollte es aber diesmal unbedingt schaffen. Und dann wurde es so ganz langsam ein bißchen besser. Und da bekamen wir Ausgang. Wie der Zufall so spielt, unterhalte ich mich mit einem Freund, erfahre, daß mein Dealer grade aus dem Knast entlassen wurde. Der Typ, der mich mit Kokain und Heroin versorgt hatte. Ich weiß nicht, was in mir vorging, wie ein Zwang war das. Ich hab' ihn jedenfalls angerufen, und er hat mir Heroin vorbeigebracht. Zusätzlich hab' ich mir auch noch Schlaftabletten reingeknallt.

Und alle Leiden des wochenlangen Entzugs waren vergeblich?

Daniel: Genau. Ich kann's mir bis heute nicht erklären, warum ich den angerufen hab'. Wenn ich nur nicht erfahren hätte, daß er an dem Tag aus dem Bau kam! Aber nun ja. Am nächsten Morgen erschien ich nicht zur Therapie.

Um zwölf kamen sie in mein Zimmer. Ich schlief noch. Da fanden sie die Tablettenschachtel. Da war Schluß mit der Therapie. Ich mußte dann meine Sachen packen. Ich hab' mich dann mit Heroin vollgepumpt, und das führte dann zur Beendigung meiner Arbeit bei der Versicherung.

Woher hast du denn das Geld für den Stoff genommen? Bist du kriminell geworden?

Daniel: Was heißt kriminell . . . Ich war eigentlich nie richtig kriminell. Gut, mal so im Kaufhaus, das waren Kleinigkeiten. Aber um an Heroin heranzukommen, ist mir nie eingefallen . . . na ehrlich, ist mir schon mal in den Sinn gekommen, eine Apotheke zu überfallen oder einer Frau einfach die Handtasche wegzureißen. Aber dazu bin ich nicht der Typ. Ich könnte das nicht, ich hätte auch viel zuviel Angst danach. Obwohl ich weiß, daß das viele tun, die voll drauf sind. Denen ist dann alles egal, Hauptsache, sie kommen irgendwie an den Stoff. Aber ich bekam Arbeitslosengeld und konnte meinen Stoff so in etwa bezahlen. Aber wenn ich mal kein Geld mehr hatte, war das die Hölle: Ich lag tagelang in der Wohnung auf der Couch vor der Glotze und hatte fürchterliche Schmerzen. Wenn du kein Geld hast, kommt natürlich keiner vorbei und bringt dir den Stoff — umsonst gibt's nur, wenn sie dich süchtig machen.

Wie war in dieser Zeit dein Verhältnis zu den Eltern?

Daniel: Mein Vater hatte meiner Mutter versprochen, nicht mehr soviel zu trinken, machte es aber immer noch heimlich. Er hat die Flaschen irgendwo in der Wohnung versteckt, aber sie hat sie dann doch meist irgendwo gefunden. Ich versuchte damals nochmals unter Qualen und ganz alleine, von meiner Sucht loszukommen. Aber ich schaffte es nicht. Meine Mutter hat das ganz fertiggemacht. Immer die Telefoniererei mit dem Dealer. Das hat sie ganz wahnsinnig gemacht. Und eines Tages brüllte sie mich an: Jetzt reicht es! Jetzt ist Schluß! Raus! Da war ich vielleicht fertig. Damit hatte ich nicht gerechnet, daß meine Eltern mich rausschmeißen. Ich ging ins Schlafzimmer, als sie noch mit meinem Vater rumlaberte, und schluckte eine Schachtel Schlaftabletten, die im Medizinschrank lag. Den ganzen Inhalt aus der Packung, die im Medizinschrank lag, und dazu schluckte ich noch ganz schnell Alkohol. Ich wollte mir das Leben nehmen, weil meine Mutter doch die einzige Freundin für mich war, und ich hatte bemerkt, daß mein Vater mich doch auch gern hatte und nur wegen seiner eigenen Probleme immer so rumbrüllte. Ich konnte nicht ertragen, rausgeschmissen zu werden. Dann weiß ich nichts mehr. Ich fing wohl an zu torkeln. Bin irgendwann im Krankenhaus wieder aufgewacht. Danach haben mich meine Eltern wieder aufgenommen.

Und hat sich nach dem Selbstmordversuch die Beziehung zu deinen Eltern dann wieder gebessert?

Daniel: Schlimm war, daß mein Vater zu diesem Zeitpunkt seine Arbeit verlor. Das war ganz schrecklich für ihn. Immer zu Hause rumhängen, der einzige Sohn drogenabhängig, das konnte er nicht verkraften. Er hat dann auch Rente beantragt, aber lange nichts gehört. Ja, und das führte dann dazu, daß er sich das Leben nahm. Nicht nur meinetwegen, meiner Drogensucht. Es war alles zuviel für ihn, das mit der Arbeitslosigkeit und daß ich auch nur rumhing, das mit dem Heroin. Drei Tage nach seinem Tod kam der Rentenbescheid. Vielleicht würde er noch leben, wenn er früher gekommen wäre. Ich weiß nicht. Ich weiß es wirklich nicht (weint).

Es ist schwer für dich, über die letzte gemeinsame Zeit mit deinem Vater zu reden — auch weil du ihn mehr und mehr schätzengelernt hast?

Daniel: Ja, genau. Erst hab' ich ihm ja seine Trinkerei so wahnsinnig übelgenommen und wie er meine Mutter behandelte. Aber je mehr ich selber abhängig wurde, desto näher fühlte ich mich ihm. Und nach seiner Entlassung hat er sich dann auch öfter mit mir beschäftigt. Auch gar nicht mehr soviel getrunken. Das hat mich ermutigt, es auch noch einmal zu versuchen. Ich hatte von der Ersatzdroge gehört und von dem Kieler Arzt, der sie verschreibt. Ich habe meine Eltern überzeugt, daß es besser ist, Remedacen zu nehmen, als immer an der Nadel zu hängen.

Hattest du Angst vor AIDS oder vor einer Überdosis?

Daniel: Ich hatte das mit der Dosis einigermaßen gut im Griff. Nein, ich hatte eher Angst vor der Polizei, vor Gefängnis. Und ich habe zwei AIDS-Tests gemacht: beide negativ. Ich hab' allerdings auch besonders aufgepaßt und fast nur frische Nadeln verwendet. Einmal hatte ich große Angst vor AIDS. Da habe ich 'ne Frau kennengelernt und mit nach Hause genommen. Wir hatten uns verknallt, und sie wollte mit mir schlafen. Ich sagte, das muß man doch nicht gleich, wir können doch auch miteinander schmusen, weil, ich hatte so ein Gefühl, sie könnte infiziert sein. Sie sagte mir, sie sei nicht infiziert, und dann haben wir doch miteinander geschlafen. Erst später hörte ich von anderen: Wie konntest du nur, die ist doch aidskrank. Danach habe ich wahnsinnig aufgepaßt und in diesem einen Fall halt auch mal Glück gehabt.

Wie bist du dann an das Remedacen gekommen?

Daniel: Mein Vater ist mit meiner Mutter und mir nach Kiel gefahren, wo ich mir Remedacen verschreiben lassen konnte. Meine Mutter kam mit rein in die Praxis von dem Arzt. Für meinen Vater war das doch ein bißchen viel, der wartete draußen. Ich nahm dann die Remis, und das war für mich, auch wenn's wegen der niedrigen Dosierung noch Rückschläge gab, ein enormer Fortschritt. Ich mußte nicht um den nächsten Schuß bangen, konnte wieder ein einigermaßen geregeltes Leben führen. Leider hat mein Vater mich nicht mehr so gesehen.

Wie meinst du das genau?

Daniel: Ich würde mir so sehr wünschen, daß mein Vater noch lebte. Die Beerdigung war im Oktober, wart mal, ich hab's hier in meinen Notizen, genau am 20. Oktober 1986. Er fehlt mir irgendwo, ich glaub', irgendwie hat kein Vater seinen Sohn so geliebt wie mein Vater. Er hat mich wohl echt gemocht. Konnte nicht verstehen, daß gerade sein Sohn drogenabhängig ist und nicht davon loskommt, es nicht schafft, wieder Arbeit zu finden. Auch das mit seiner Entlassung, auch damit kam er nicht zurecht. Er gab mir auch manchmal so Geld nebenbei, früher, meine ich, und mit diesem Geld hab' ich dann Stoff geholt. Es ist schon traurig, daß ich das gemacht hab'. Traurig, daß er jetzt nicht mehr da ist. Aber das ist mir erst nach einer bestimmten Zeit bewußt geworden. Die richtige Trauer kam erst nach einem halben Jahr. Auf der Beerdigung konnte ich nicht einmal weinen.

Du hast lange gar nicht richtig begriffen, daß dein Vater nicht mehr am Leben ist?

Daniel: Ich wurde nicht damit fertig, was passiert war. Ich meine, ich begriff schon, daß sich mein Vater das Leben genommen hatte, und ich wußte auch die ungefähren Gründe. Aber erst nach einem halben Jahr konnte ich weinen. Da wurde mir bewußt, daß da jemand fehlte, mir mein Vater, meiner Mutter der Mann. Mein Vater hat immer gedacht, aus seinem Sohn wird noch mal was. Ich hab' ihn darin auch immer bestärkt. Ich habe gesagt, du Papa, oder Vati, ich versuche mein möglichstes, mit der Sucht klarzukommen und eine Arbeitsstelle zu finden. Aber wenn ich ehrlich bin, so ganz hab' ich das bis heute nicht geschafft, obwohl ich schon seit eineinhalb Jahren heroinfrei bin.

Wie hat sich nach dem Tod deines Vaters das Verhältnis zu deiner Mutter entwickelt?

Daniel: Seitdem ich Remedacen nehme, hat es sich wesentlich verbessert. Sie sieht nicht gern, daß ich das in der Öffentlichkeit schlucke, also mache ich es für sie heimlich. Meine Mutter ist praktisch mein einziger Freund, da macht man dann schon gern mal so Kompromisse. Vor drei Monaten war ich mit ihr auf Urlaub, in der Türkei. Das war so toll, da konnte ich die Remis auf zehn Tabletten herunterdosieren. Da hab' ich regelmäßig gegessen, hab' Essen und Getränke besorgt, für sie Telefongespräche erledigt. Alles ohne Hemmung, wie ein ganz normaler Mensch. Jetzt nehme ich wieder vierzig Remis am Tag. Es gibt viele Nebenwirkungen, ich zum Beispiel leide durch das Remedacen immer unter Verstopfung. Auch hab' ich Probleme mit den Gefühlen. Was das Sexuelle angeht, da regt sich bei mir durch das Remedacen nichts mehr. Also, ich bekam keinen mehr hoch, war wie blockiert, wenn ich eine nackte Frau sah. Irgendwo fühle ich mich durch das Medikament gefühlsmäßig lahmgelegt. Aber ich will nicht klagen. Ich glaube, mit dem Mittel kann man drogenfrei werden. Ich weiß, andere können auch ganz normal arbeiten gehen, die das nehmen. Ich hab' damit Probleme, weil ich schwere Schlafstörungen bekomme und deshalb morgens so schlecht aufstehen kann. Ich würde gern wieder arbeiten, aber ich fühl' mich dazu im Moment noch nicht in der Lage.

Was würdest du denn gern arbeiten?

Daniel: Schwer zu sagen. Also, ich weiß nicht, ob ich so ein Büromensch bin. Bei der Versicherung hat es mir nur mäßig gefallen. Aber als Fahrer oder als Kfz-Mechaniker, da hat es mir eigentlich ganz gut gefallen. Und ursprünglich wollte ich ja mal Dreher werden. Da war nur keine Lehrstelle frei.

Glaubst du, daß du es schaffen kannst? Wovor hast du heute am meisten Angst?

Daniel: Wenn meine Mutter jetzt sterben würde, stünde ich ganz allein da. Es wäre fürchterlich. Ich habe auch, wenn ich bei meiner Mutter in der Wohnung schlafe, große Angst davor, daß sie sich selbst umbringt oder mich. Ich konnte deswegen oft nicht schlafen. Und ich habe mir dann, als ich so wach gelegen bin, gedacht, daß sie so was vielleicht aus Verzweiflung macht. Ich hab' auch mal mit ihr darüber gesprochen und ihr gesagt, daß ich vor so was große Angst hab. Da hat sie gesagt: Das mach' ich schon nicht. Aber trotzdem ist das so in meinem Kopf drinnen . . .

Meinst du, daß das Schuldgefühle sind, vielleicht, weil du glaubst, deine Mutter ist enttäuscht von dir? Findest du, deine Eltern hätten sich dir gegenüber anders verhalten sollen?

Daniel: Meine Eltern haben mir geholfen, wo es nur ging. Als ich voll drauf war, haben sie mir kein Bargeld gegeben, weil sie wußten, daß ich damit Heroin gekauft hätte. Aber sie haben mir mit anderen Sachen geholfen, mit Kleidung. Und haben immer den Kühlschrank vollgestellt. Ich habe eigentlich immer alles von meinen Eltern bekommen, was ich wollte. Schläge habe ich nie gekriegt, höchstens ganz früher mal mit dem Zollstock. Praktisch wurde mir seit der Kindheit jeder Wunsch erfüllt.

Meinst du, deine Eltern hätten strenger zu dir sein sollen?

Daniel: Weiß ich nicht. Das hätte vielleicht früher kommen müssen, ganz früh in der Erziehung. Vielleicht hätten meine Eltern nicht immer alles glauben sollen, was ich ihnen erzählt hab'. Sie haben mir immer alles abgenommen, was ich ihnen auch erzählt hab'. Mein Vater hat mir immer sein Auto geliehen, wenn ich sagte, ich geh' zur Therapie. Dann bin ich damit zum Dealer gefahren und hab' andere herumchauffiert, um Stoff zu besorgen. Und dafür hab' ich dann mein Gift bekommen. Ein anderes Mal habe ich einen Kredit aufgenommen, für den mein Vater bürgte. Ich hatte mir 5000 Mark aufgenommen, um damit ein Auto zu kaufen. Hab' ich dann auch gemacht. Aber ein ganz billiges genommen und den Rest für Gift verballert.

Was schätzt du denn, wieviel Geld du inzwischen für Drogen ausgegeben hast?

Daniel: Na, ein neuer BMW wäre schon herausgesprungen, wenn ich es zusammenzähle. Ich schätze, mehr als 30 000 Mark. Jetzt bin ich soweit, daß ich glaube, nie mehr Heroin zu nehmen. Ich hab' einen Ekel, wenn ich an meine Junkiezeit zurückdenke. Wenn man so voll drauf ist, wäscht man sich ja auch nicht mehr regelmäßig, läßt die Kleidung vergammeln. Lebt vom Gang zum Pfandhaus . . . Wenn ich daran denke, wie ich mit meiner Stereo zum nächsten Pfandhaus gelaufen bin, nur um den nächsten Schuß zu finanzieren — nein, das mache ich nie mehr.

Aber du gibst zu, daß du Rückfälle mit Kokain hast. Wie kommt es dazu?

Daniel: Erst letzte Woche habe ich einen Rückfall mit Kokain gebaut. Der Freund von meinem alten Dealer kommt manchmal bei mir vorbei, und er schläft dann bei mir. Der hat immer Koks dabei, und da hab' ich eben was für siebzig Mark gekauft. Am selben Abend noch wurde mir bewußt, daß ich da Blödsinn machte. Das war, als die Wirkung nachließ. Da dachte ich, Mann, wird es dir schlechtgehen am nächsten Tag. Und so war es auch. Ich dachte, wie kann dir das nur passieren. Das war das ganze Geld für die Monatsfahrkarte und das Telefon, das draufging. Da hab' ich gezwungenermaßen das Sozialamt am Montag angerufen, ob ich einen Vorschuß kriegen kann. Da habe ich es gekriegt, und dann war es soweit in Ordnung. Sonst hätte es ja meine Mutter rausgekriegt, wenn ich sie hätte anpumpen müssen, oder ich hätte wieder zum Leihhaus gemußt. Beides wollte ich auf keinen Fall!

Du machst etwas, das du wirklich nicht willst, läßt dich

zu Kokain überreden. Warum kannst du nicht nein sagen?

Daniel: Wenn dieser Dealer kommt, dann weiß ich einfach nicht, was mit mir los ist. Dann geht bei mir der Junker wieder los. Jedesmal, wenn er anruft, dann geht es los. Also, ich hab' ja normalerweise das Problem mit dem sehr schweren Stuhlgang. Aber wenn er am Apparat ist, dann passiert was mit meinem Körper, daß ich auf die Toilette muß. Das ist wohl die Aufregung oder die Gier nach dem Koks oder beides.

Und wenn der Dealer das nächste Mal Heroin mitbringt? Würdest du es dann nehmen?

Daniel: Nein, Heroin auf keinen Fall! Und ich will auch keinen Koks mehr nehmen. Ich will mich besser fühlen ohne dieses Gift! Ich habe jetzt einen Antrag auf Polamidon gestellt. Das ist eine andere Ersatzdroge, die manchmal statt Remedacen verschrieben wird. Von der hoffe ich, daß ich sie besser vertrage. Daß sich mein Körper stabilisiert. Ich möchte ja so gern einer geregelten Arbeit nachgehen. Mit dem Remedacen bleibe ich zwar heroinfrei, aber ich schaffe es eben nicht wie die anderen, einen Job durchzustehen.

Hast du außer deiner Mutter niemanden, mit dem du deine Probleme besprechen kannst?

Daniel: Nein, außer meiner Mutter und euch gibt es da niemanden. Aber ich hätte sehr gern eine Freundin. Hübsch sollte sie sein und nicht zu klein, weil ich ja so groß bin. Und schlank.

Würdest du auch jemanden akzeptieren, der in der gleichen Situation ist wie du?

Daniel: Ich hätte gern eine, die frei ist von Drogen. Nur, sie müßte meine Situation verstehen können. Ich würde aber auch jemanden akzeptieren, der noch am Ballern ist, wenn sie sich bemüht, davon loszukommen. Dann würde ich vielleicht versuchen, diesem Mädchen zu helfen. Aber es wäre auch schön, wenn da jemand wäre, der mir hilft. Durch ihre Anwesenheit, und ich sag' mal so, durch ihre Liebe und ihre Stärke. Daß halt jemand da ist, daß wieder Gefühle aufkommen.

Woran, glaubst du, liegt es, daß du so jemanden noch nicht gefunden hast?

Daniel: Es muß irgendwie an mir liegen, daß ich so einen Menschen noch nicht gefunden hab'. Es fällt mir schwer, auf jemanden zuzugehen, wenn mir jemand gefällt. Dann denke ich, daß ich ja vielleicht auch nicht gut genug für sie bin . . . oder nichts bieten kann. Ich möchte so gern lieb zu jemandem sein. Ich war mal mit einem Mädchen zusammen, zu der war ich nur lieb, aber von ihr kam nichts rüber, und so ein paar Streicheleinheiten brauch' ich ja auch. Das Bumsen miteinander, das ist für mich nicht unbedingt das Wichtigste, obwohl es natürlich schon dazugehört in einer Beziehung. Aber das Wichtigste, das sind Zärtlichkeit und Verständnis.

Kurt
Die sagen, du bist positiv, und hinter dir schließen sie die Tür ab

Kurt ist 27 Jahre alt, mittelgroß, etwas dicklich. Er raucht während des Gesprächs unentwegt, antwortet kurz und stakkatohaft, wirkt oftmals hektisch. Seine Arme sind stark tätowiert, was ihm — zusammen mit seiner gespielt »coolen«, zynischen Art — etwas Rockerhaftes gibt.

Kurt: Es ist mir was Merkwürdiges passiert. Gestern hab' ich mir beim Fernsehen ganz in Gedanken eine Dose Bier aus dem Eisschrank geholt — und was glaubt ihr, da steht sie immer noch. Ungeöffnet. Und ihr wißt ja, daß ich im Moment mit dem Alkohol mehr Probleme habe als mit allen anderen Dingen. Sogar mehr als mit AIDS, mit meinem positiven HIV-Befund.

Hat das was mit dem Hypnotiseur zu tun, den du aufgesucht hast?

Kurt: Ja, zuerst dachte ich, so ein Idiot, als er mir was vom Entspannen erzählt hat, und daß alles eine Sache des Verstandes ist, und so weiter. Da hab' ich gegrinst, aber nach einer Weile hab' ich mich tatsächlich entspannt. Wobei ich dem gleich sagte, mit dem Rauchen soll er mich in Ruhe lassen, das will ich mir gar nicht abgewöhnen. Und auch, daß ich die Remis weiternehmen will. Er hat das akzeptiert und dann auf mich eingeredet, daß ich keine Lust mehr auf Alkohol hab' und daß mir schlecht werden würde. Das war vor vier Tagen, und seitdem hab' ich nichts mehr getrunken. Sonst hab' ich morgens die Remis mit Bier runtergespült, aber jetzt hab' ich morgens immer Tee getrunken.

Da war deine Mutter sicher ganz überrascht. Wie hat sie denn reagiert?

Kurt: Die ist losgelaufen wie so 'ne Blöde und hat Cola und Fanta und Säfte gekauft, weil wir doch bis dahin immer nur Bier im Haus hatten. Also, der Arzt ist schwer in Ordnung, der nimmt auch kein Geld, obwohl er sonst ganz viel verlangt, weil ich Sozialhilfeempfänger bin. Ich habe gehört, daß der Arzt davon überzeugt ist, daß man mit Hypnose auch das HIV-Virus positiv beeinflussen kann. Also, mit dem Alkohol sieht es jetzt gut aus.

Wann hast du angefangen, regelmäßig zu trinken?

Kurt: Mit neun. Wir waren so 'ne Gruppe, wir haben uns jeden Tag getroffen im Park. Dann haben wir oft von morgens bis abends gesoffen, sind gar nicht zur Schule gegangen! Oder so: morgens mit dem Ranzen aus der Tür, ins Gebüsch gefeuert, mittags besoffen nach Hause. Ein, zwei Stunden hingelegt, dann wieder ab zum Saufen.

Haben denn deine Eltern nicht bemerkt, daß du getrunken hast? Deine Lehrer? Stand nicht in den Schulzeugnissen, wie oft du gefehlt hast?

Kurt: Meine Eltern haben sich scheiden lassen, als ich sieben war. Mein Vater hatte bei einer Reederei gearbeitet. Der konnte vier, fünf Sprachen und hat immer gut verdient, ist dann aber mit 30 000 Mark durchgebrannt. Das weiß ich noch, was das für 'ne Aufregung war. Er hat auch viel Alkohol getrunken. Und meine Mutter war 'ne ganze Zeit Alkoholikerin. Sie hat mal 'ne Abtreibung hinter sich gebracht, da kriegte sie jeden Monat, wenn sie ihre Tage hatte, so was wie epileptische Anfälle, die sie dann mit Alkohol unterdrückte. Gearbeitet hat sie dann, als wir allein waren, in der Stadtverwaltung. Die mußte den ganzen Tag schuften, da hat sie das mit mir nicht so mitgekriegt. Und in den Zeugnissen stand auch nicht, wie oft ich gefehlt hatte. Jedenfalls nicht die richtige Anzahl der Tage, nur zwanzig oder so.

34

Was habt ihr denn so getrunken im Park: Bier, Wein, Schnaps?

Kurt: Ziemlich alles. Damals war so ein Schnaps-Zeug mit dem Namen Persiko auf dem Markt. Das war ein Scheiß, da wurde man mit der Zeit blind davon. Das haben wir viel geschluckt, aber auch anderes, was wir kriegen, was wir uns leisten konnten.

Und woher nahmt ihr das Geld?

Kurt: Die meiste Zeit habe ich mich bei meiner Oma aufgehalten, wenn Mutter arbeiten war. Die hat mir dann Geld zugesteckt, damit ich sie in Ruhe lass'. Dann hat sie gesagt, ich soll aber meiner Mutter nichts erzählen von dem Geld. Und dann hat mir abends meine Mutter was gegeben und mich ermahnt: Sag Oma nichts. So hab' ich angefangen, sie gegeneinander auszuspielen. Und so bin ich dann irgendwie genau in die falschen Gruppen gerutscht, sonst wär' ich ja jetzt nicht hier.

Deine Freunde von damals, die aus dem Park, waren die alle so jung, als sie mit Alkohol anfingen? Hast du noch Kontakt zu ihnen?

Kurt: Die waren alle so in meinem Alter. Heute sehe ich sie noch manchmal im Park, die alte Clique. Viele von denen haben schon einen Knacks weg. Die denken gar nicht mehr darüber nach, was noch kommen könnte. Die reden nur noch immer von den »schönen alten Zeiten«. Ob die so schön waren . . . Na ja, man kann das sehen, wie man will. Die werfen heute noch ihre letzten Pinkelgroschen zusammen, gehen in den Supermarkt und holen sich 'nen Korn. Da bin ich nicht stehengeblieben.

Du bist umgestiegen. Auf andere Drogen. Wie kam das?

Kurt: Der Übergang zu den harten Drogen ging eigentlich ruck, zuck. Erst nahm ich Valium, für etwa ein Jahr. Irgendeiner hatte das mal dabei, während der Berufsschulzeit, das hab' ich ihm dann abgekauft, für fünfzig Pfennig das

Stück, irgendwie kam das so. Dann ging eine Droge in die andere über. Das war in der Zeit in den Discos, da nahm man Captagon mit Alkohol, zwischendurch Haschisch-trips, alles auf einmal. Das war die große Zeit von David Bowie und seiner Musik. Noch während meiner Berufs-schulzeit nahm ich dann LSD und fing auch mit Heroin an — da mochte ich keinen Alkohol mehr.

Du mußt ja doch ganz gut in der Schule gewesen sein, denn zwischendurch warst du trotz deiner langen Fehlzei-ten auch auf dem Gymnasium.

Kurt: Na ja, vom Gymnasium bin ich bald runter. Ich hab' 'nen Hauptschulabschluß gemacht und 'ne Lehre als Elek-triker bei der Bundesbahn begonnen. Die hab' ich dann auch zu Ende gemacht, nur bin ich bei der theoretischen Prüfung durchgefallen. Da hatte ich schon angefangen, He-roin zu spritzen. Einen Monat vorher hatte ich nur gesnieft, aber das ging dann ganz schnell. Ich hab' dann gekündigt, allerdings hatte ich mich noch mal für die theoretische Prü-fung angemeldet, aber das klappte dann nicht mit den Ter-minen. Also, genauer gesagt, die haben mir nicht richtig Bescheid gesagt, damals im Knast. Ich saß nämlich in Untersuchungshaft, und da hat man mich erst am Abend vorher informiert. Da hatte ich keine Möglichkeit mehr, in die Bücher reinzugucken. Ich bin dann durchgerasselt und hab's mit der Ausbildung aufgegeben.

Warum bist du ins Gefängnis gekommen?

Kurt: Ich kam aus Berlin mit 'nem Freund. Bei dem haben sie Stoff gefunden, ein Gramm Heroin. Ich fiel damals noch unters Jugendrecht. Der Richter hat zu mir gesagt, entwe-der Sie machen 'ne Therapie, oder Sie bleiben in Untersu-chungshaft. Da hab' ich gesagt, er kann mich mal am Arsch lecken, ich mach' keine Therapie. Ich bin dann in U-Haft geblieben. Nach drei Wochen hab' ich die erste Haftprü-fung beantragt. Mein Anwalt war mit mir. Da sagte der

Richter wieder: Machen Sie 'ne Therapie! Ich sage nein, er sagt, dann bleiben Sie drin! Er hat wörtlich zu mir gesagt, er findet immer irgendeinen Grund, mich drinzulassen. Ich war dann vier Monate insgesamt im Knast. Aber ich habe mich strikt geweigert, 'ne Therapie zu machen.

Warum denn nur? Eine Therapie hätte doch deine Rettung sein können!

Kurt: Warum, warum. Aus demselben Grund, aus dem ich auch heute keine machen würde. Man wird da bevormundet von vorne bis hinten. Eingesperrt, abgeschlossen. Nein, ich hab' dann mal eine gemacht, viel später, und das war genauso, wie ich es mir vorgestellt hatte.

Wie kamst du denn mit dem Drogenentzug im Gefängnis zurecht?

Kurt: Da bist du die erste Zeit auf B 2, der Krankenstation im Gefängnis. Peep-Show nennt sich das bei uns. Und zwar, weil da immer der Schließer vorbeikommt und durch die Klappe in der Tür guckt, ob man noch lebt, weil sie dich dauernd beobachten müssen. Nachts brennt die ganze Zeit 'ne 75-Watt-Birne. Alle drei Minuten guckt so ein Arsch durchs Fenster, Tag und Nacht, Nacht und Tag.

Bekamst du irgendwelche Tabletten?

Kurt: Die haben mich vollgestopft mit Distraneurin, das ist 'ne Trockensubstanz und nur für Alkoholiker geeignet. Wie sie damit Heroinsüchtige entziehen wollen, ist mir völlig schleierhaft. Ich weiß nicht, warum sie das machen. Jedenfalls war die Wirkung bei mir so, daß sie mich an Händen und Füßen festketten mußten. Ich kotzte, hatte Schüttelfrost, hab' geschrien vor Schmerzen. Grausam! Der Entzug war so herbe, daß ich mir die Pulsadern aufbeißen wollte. Dann kam irgendwann der Arzt und sagte, jetzt geht's, jetzt gibt's keine Tabletten mehr, und sie haben mich verlegt in den Bau für Untersuchungsgefangene. Ich weiß noch, daß ich kaum meinen Beutel schleppen konnte, und oben bin ich dann noch mal zusammengebrochen vor der Zelle. Es war eine Einzelzelle.

Hattest du Besuch? Sind deine Kumpel gekommen, deine Eltern?

Kurt: Ja, alle vierzehn Tage einmal konnte ich Besuch haben. Meine Mutter und mein Onkel kamen, keine Freunde. Hin und wieder guckte dann noch ein Arzt vorbei. Die erste Zeit habe ich nichts gemacht, nur so vor mich hin gestiert. Mit der Zeit ging es dann etwas besser. Dann hab' ich auch angefangen zu arbeiten, hab' in der Verwaltung saubergemacht. Bis denen dann nach zwei Monaten einfiel, daß ich ja wegen Drogen drin bin, und da die Verwaltung etwas außerhalb liegt, haben die Angst gekriegt, daß Leute durch mich an irgendwelches Zeugs rankommen, weil ich ja auch zuständig war für die Besuchertoiletten. Aber mein Boß hat sich sehr für mich eingesetzt, er sagte, ich sei zuverlässig. Dann haben sie mich da weiterarbeiten lassen.

Aber du bist hin und wieder an Drogen rangekommen im Knast?

Kurt: Klar!

Erzähl doch mal, wie das geht.

Kurt: Wenn du Geld hast, kommst du an den Stoff ran, sonst läuft nichts. Meistens haben dann Besucher etwas mitgebracht. Für die, die gearbeitet haben, gab's ja ab siebzehn Uhr Freizeit, da wurde die Zelle aufgemacht. Es war nicht ganz einfach, an Drogen heranzukommen, aber ich hab's ein paarmal geschafft.

Wie oft warst du später noch im Gefängnis?

Kurt: Insgesamt so viermal. Nein, warte, fünfmal. Das letzte Mal vor einem Jahr.

Wir haben immer noch nicht begriffen, warum sie dich beim erstenmal festnehmen und so lange einsperren konnten. Nur, weil dein Freund Stoff dabeihatte? Was haben sie dir denn vorgeworfen?

Kurt: Na ja. Die Polizei hatte mich schon vorher auf dem Zettel, soll heißen, die hatten mich erfaßt. Aufgefallen war ich, weil sie mich ein paarmal erwischt haben mit den anderen, aber nie etwas bei mir finden konnten. Nichts nachzuweisen. Aber wenn du mal aufgefallen bist, sie die Einstiche an den Armen sehen, dann nehmen sie dich in die Kartei. Bei einer der Razzien hat einmal ein Bulle zu mir gesagt: Ich kann Ihnen schon Ihre Zukunft voraussagen: Knast, Entlassung, Drogen, Rückfall, Knast. Und so ganz unrecht hatte der nicht. Ich hab' ja dann für viele Leute das Zeugs auch vermittelt, selber verkauft. Aber daß sie mich so lange im Bau gelassen haben, das lag wirklich nur daran, daß sie mich weichkriegen wollten wegen der Therapie. Mir wurden Haftbeschwerden abgelehnt, weil angeblich die Gefahr bestanden hätte, daß ich untertauche, Fluchtgefahr und so. Idiotisch. Ich hab' ja immer bei meiner Mutter gewohnt und war da auch gemeldet.

Sie hat immer zu dir gehalten? Wie hat sie überhaupt von den Drogen erfahren, nachdem sie bei euch zu Hause ja wohl nichts gemerkt hatte?

Kurt: Meine Mutter steht zu mir. Sie hatte ja drei Jahre lang nichts gemerkt von meiner Sucht und hat's dann erfahren, als ich sie vom Haftrichter aus anrief. Nach der Haft bin ich wieder zu ihr gezogen. Aber zwei Jahre später — ich hatte wieder ein paar Gerichtsverfahren offen wegen Schwarzfahren und all so 'nem Scheiß —, da hat sie mir angedroht, daß sie mich rausschmeißt. Dann habe ich eine Therapie gemacht. Ich wollte ja auch nicht im Obdachlosenheim pennen. Okay, hab' ich mir gesagt, versuch's mal mit der Therapie. Und da war es auch so, daß ich zu der Zeit mit einer Frau zusammen war. Die wollte ich nicht verlieren, die hatte mir gesagt, wenn du keine Therapie machst, dann ist Schluß. Also, ich glaube, das war der Hauptgrund.

War es schwierig, einen Therapieplatz zu bekommen?

Kurt: Ich hatte einen Bewährungshelfer zu der Zeit, der hat mir geholfen, Anträge zu schreiben. Dann hab' ich Entzug gemacht. Das ging eigentlich relativ schnell, zirka zwei Wochen. Ich war sehr hoch dosiert, fast zwei Gramm pro Tag. Die hatten damals schon Polamidon als Ersatz. Nach vierzehn Tagen ging es dann ab in eine therapeutische Wohngemeinschaft, da liefen dann so komische Sachen ab, die mir gar nicht gefielen.

Was hat dich denn da so gestört?

Kurt: Na, da sagte die Therapeutin, wir sollten auch mal über unsere Beziehungen sprechen, da wurde ich schon langsam sauer.

Aber das hat sie doch sicher nicht aus persönlicher Neugier gefragt. Das war doch vielleicht ein wichtiger Bestandteil der Therapie.

Kurt: Ich fand's 'ne Sauerei. Da hat mein Bettnachbar — wir waren immer zwei in einem Zimmer — Post gekriegt von seiner Freundin, worin sie ihm auch geschrieben hat, daß sie sexuelle Träume hat, in denen er vorkommt. Und sie hat die Träume aufgeschrieben, und er sollte sie dann vor der Gruppe vorlesen. Ich fand das unmöglich. Die Post mußte immer vorgelesen werden, auch die eigenen Briefe. Da hab' ich gesagt, das mach ich nicht mit, da weigere ich mich. Dann haben sie das so geschafft, daß ich mich mit der Frau nur noch gestritten hab'.

Wer sind »sie«?

Kurt: Na, alle. Ich hab' mich jedenfalls nur noch angelegt mit der Therapeutin. Und dann kam mein Zufallstreffer. Bevor man zur Therapie geht, muß man sich arbeitslos melden. Und die beim Arbeitsamt müssen irgendwas durcheinandergekriegt haben. Auf jeden Fall hab' ich 'ne Kontobenachrichtigung gekriegt, daß vom Arbeitsamt 4500 Mark überwiesen sind. Eine Stunde nachdem ich die Nachricht über das Geld gekriegt hatte, bin ich abgehauen.

Aber deine Freundin wollte doch nichts mehr mit dir zu tun haben, falls du die Therapie nicht fertigmachst — war dir das ganz gleichgültig geworden?

Kurt: Wenn du so lange ohne Freundin bist, wird dir das auch egal. Ich hatte die Lebensmittelkasse verwaltet und hatte mir 150 Mark rausgenommen, das war mein Problem. Da hab' ich einen Zettel reingelegt, daß sie das Geld bald wiederkriegen, weil, ich wollte keinen Ärger, und außerdem ist es natürlich Scheiße, wenn die anderen dann ohne Essen dastehn. Ich bin dann los mit dem Taxi, hab' das ganze Konto leer gemacht, hab' die 150 Mark überwiesen. Ich bin dann zu 'ner Bekannten. Die hat mich aufgenommen, aber erst, als sie mitgekriegt hat, daß ich Geld in der Tasche hatte. Ich weiß nicht mehr, warum ich nicht gleich zu meiner Freundin bin, wahrscheinlich, weil ich dachte, die will mich sicher nicht mehr. Irgendwie hat sie rausgekriegt, daß ich abgehauen bin. Jedenfalls hat sie mich angerufen und gesagt, sie weiß schon, daß ich das ganze Geld auf den Kopf hau', und ich soll doch zu ihr zurückkommen. Da bin ich zurück, und sie hatte in der Zwischenzeit schon meine Koffer vom Therapiezentrum abgeholt und hat mich aufgenommen. Ich war mit dieser Frau dann vier Jahre zusammen.

Sie hat keine Drogen genommen?

Kurt: Nein. Manchmal hab' ich dann eine Weile auch nichts genommen, und dann bin ich manchmal wieder total abgedreht.

Wie ist es in einer Beziehung, wenn einer was nimmt und der andere nicht — das muß doch zu einem Auseinanderleben führen?

Kurt: Ja, das stimmt. Wenn ich ankam mit ganz kleinen Pupillen, war ich für sie immer ganz weit weg. Sie konnte nie verstehen, warum ich was brauchte, warum ich was nahm. Da hat sie dann mal angefangen, mir zu erzählen, sie wollte es auch mal probieren, nur so könnte sie erfahren, was mich an den Drogen hält. Da bin ich dann abgehauen, denn das wollte ich nicht, und sie hat dann auch nie Drogen genommen. Allerdings war ich nie lange weg. Wir sind auch jetzt nur halb auseinander. Wenn wir uns sehen, funkt es immer wieder, auch wenn sie jetzt einen anderen Typ hat. Sie sagt, wenn wir nicht zusammengekommen wären, würde sie immer noch brav in der Boutique von ihrer Mutter die Schaufenster dekorieren. Jetzt jobbt sie, fährt Taxi.

Viele Heroinsüchtige haben uns erzählt, daß sie drücken, weil sie allein sind, weil sie sich so einsam fühlen. Das gilt für dich anscheinend nicht. Wie erklärst du dir, daß du das Gift so unbedingt brauchst?

Kurt: Wenn ich auch mal kurz aufgehört hatte — sobald Gift in Aussicht stand, kam ich mir vor wie ein ausgetrockneter Schwamm. Wenn ich wußte, wo es Gift gab, bin ich gleich hingelaufen. Da hat mein Körper direkt verrückt gespielt.

Kannst du dich noch erinnern, wie es damals zu deinem ersten Schuß kam?

Kurt: Ja, das vergißt keiner. Bei mir war das so: Ich war im Auto. Ich hatte gerade jemanden in der Disco kennengelernt. Wir hatten beide Geld in der Tasche, und wir dachten, wenn wir zusammenwerfen, könnten wir uns doch ein Päckchen teilen. Er hatte schon länger gedrückt, und da dachte ich, warum soll ich 'ne Nase nehmen, und ich sagte dem, er solle mir einen Druck machen. Er hat dann 'ne Flasche Wasser von seiner Wohnung runtergeholt — seine Freundin oben sollte nichts sehen —, und dann hat er mir im VW den Druck gemacht. Oft fragen sie einen ja, wie wirkt Heroin, wenn du es spritzt: Das kann keiner erklären. Das ist so ein unbeschreibliches Gefühl. Ich weiß noch, wir sind damals noch losgefahren, zurück in die Disco, und ich hab' den Typ die ganze Zeit vollgelallt, wieso er noch Auto fahren könnte. Soviel ich mich erinnern kann, hab' ich mir den zweiten Schuß schon selber gemacht. Und dann bald regelmäßig, jeden Tag. Natürlich hatte ich Angst davor, mal kein Heroin zu kriegen, das hat jeder. Ich dachte, irgendwann wachst du mal morgens auf und schreist vor Schmerzen. Aber ich konnte die Leute nie verstehen, die immer jammern und voller Selbstmitleid sind: Da hab' ich zuviel Stolz gehabt. Allerdings hatte ich auch immer Gift, das muß man sagen.

Und woher hattest du das Geld dafür?

Kurt: Meine Mutter hat das Haus verkauft, und da haben wir geteilt. Dann gab es da mal einen Typen, bei dem konnte man sogar anschreiben, wenn man seinen Hund spazierenführte. Der hatte 'ne Dogge. Halt mal so 'ne Dogge fest, wenn du auf 'nem Affen bist. Und dann, ja, ganz selten, da hab' ich auch geklaut im Supermarkt. Aber das ist nicht so mein Ding. Das mach' ich nicht gern. Aber irgendwie ging's immer weiter: mal Knast und die Peep-Show, mal wieder Unterschlupf bei irgendwelchen Frauen. Ich hab' immer irgendwelche Frauen gehabt. Dann mal wieder meine Freundin. So ging das, bis ich mich dann nach Amsterdam aufgemacht hab'. Das war 1983 oder '84. Und in Deutschland ging mir damals alles mächtig auf den Sack.

Wie hast du in Amsterdam gelebt? Wie hast du dir dort das Geld für die Drogen beschafft?

Kurt: Ich hab' da gedealt. Und dann hab' ich Glück gehabt. Ich hab' da einen Neger kennengelernt. Der hat gesagt, ich könnte bei ihm wohnen. In der obersten Schublade ist das Gift, hat der gesagt, also Heroin, meinte er, in der untersten das Koks. Ich könnte mich bedienen. Ich sollte ihm als Gegenleistung nur so ein, zwei Kunden pro Tag bringen. Da hab' ich mich dann an den Bahnhof gestellt und Ausschau gehalten. Es hat vielleicht so 'ne Woche gedauert, da hatte ich es raus, wer in Frage kommt. Das sieht man dann den Leuten an, warum sie nach Amsterdam kommen. In Amsterdam war es ja viel besser als hier in Deutschland. Da konntest du dir auf der Straße 'nen Druck machen, und wenn dich ein Polizist gesehen hat, dann hat er dir auf die Schulter geklopft und gesagt: Das nächste Mal gehen Sie hundert Meter weiter, das müssen die Touristen ja nicht unbedingt sehen. In Deutschland hättest du, wenn sie dich erwischt hätten, gleich Monate in den Knast gemußt.

Wenn es denn alles so ideal war nach deinen Vorstellungen, warum bist du dann wieder weg aus Amsterdam?

Kurt: Ja, ich war eigentlich kurz vor dem Verrecken. Deshalb bin ich nach etwa einem Jahr weg. Ich hab' damals nur noch 49 Kilo gewogen, war völlig fertig. Da hab' ich so einen Typen von der Kirche kennengelernt, der hat mir 'ne Fahrkarte gekauft.

Da kam jemand aus der Kirche und hat dir eine Fahrkarte gekauft?

Kurt: Nein. Ein Kirchenmann. Also, das kam so. Ich war am Bahnhof und hatte tierischen Hunger. Und dann hab' ich so 'nen Typen angesprochen, etwas dicklich, mit Brille, ob er vielleicht einen Gulden für mich hätte, damit ich mir was zu essen kaufen könnte. Da hat er mir 200 Gulden in die Hand gedrückt — das sind bald 200 Mark! — und hat zu mir gesagt: Du willst es wirklich fürs Essen? Ich sagte, ja, da meint der, na, dann gib es mal wieder her. Ich dachte, so ein Idiot. Aber dann hat er mich in ein Restaurant geführt. Das war das einzige Mal in Amsterdam, daß ich was Warmes zu essen hatte. Ich hab' den Teller gar nicht leer gekriegt, da ist mir die Hälfte schon wieder oben rausgekommen. Dann kamen wir ins Gespräch, und er fragte, was ich so machte. Ich sagte, ich sei drogenabhängig und daß ich aus Deutschland bin. Ich schaff' das nicht, hier wegzukommen, sagte ich, und so war es ja auch: Wenn meine Mutter mir Geld schickt, dann verbrat' ich es gleich wieder. Geb's aus für den nächsten Schuß.

44

Und wie reagierte der Mann darauf?

Kurt: Er ging mit mir wieder zum Bahnhof, hin zu einem Schalter und fragte, was 'ne Fahrkarte nach Bremen kostet. Er hat sie gekauft und zum Schalterbeamten gesagt: Machen Sie es so, daß der Herr die Karte nicht wieder zu Geld machen kann. Da haben sie einen Stempel draufgemacht. Dann sagte mein neuer Freund: Brauchst du was für unterwegs? Und hat mir noch 100 Gulden in die Hand gedrückt. Und gesagt: Da kannst du dir noch ein bißchen Kokain kaufen, dann hast du Marschverpflegung.

Und was wollte er dafür von dir?

Kurt: Wußte ich auch nicht. Ich hab' jedenfalls zu ihm gesagt, das kann ich dir nie zurückzahlen. Da sagte er, das brauchst du auch nicht, Gott zahlt mir das tausendfach zurück. Da dachte ich, so ein Idiot, hoffentlich quatscht er dich jetzt nicht voll mit Jesus und so, aber er hat kein Wort drüber verloren. Er hat noch zugeguckt, wie ich mir Koks gekauft hab', dann ist er mit mir in so ein Kaffeehaus gegangen gegenüber vom Bahnhof, das war so eine Jesusgemeinschaft. Das war alles spätnachts, die erste Bahn fuhr erst zehn nach sieben nach Bremen. Da bin ich dann noch mal durch den Amsterdamer Rotlichtbezirk gegangen und hab' mir noch mal alles angeguckt. Bis vier, da hat der Bahnhof aufgemacht. War auch kalt. Da bin ich kurz auf 'ner Bahnhofsbank eingenickt, da kam die Polizei und wollte mich rausschmeißen. Die kannten mich schon. Aber diesmal konnte ich ihnen eine Fahrkarte präsentieren, konnte bleiben. Dann bin ich in den Zug gestiegen, hab' mir den Rest Gift reingeknallt, auch damit ich nicht mit dem Zeugs über die Grenze mußte. Die haben mich auch prompt aus dem Abteil gezogen und mich gefilzt. Nichts gefunden, ist ja klar. So bin ich zurück nach Bremen gekommen, total abgemagert, weil man kaum was frißt, wenn man Kokain nimmt. Bei Heroin kriegt man ab und zu wie-

45

der Hunger, aber nicht bei Kokain. Ich habe bei meiner Mutter geklingelt, wie in alten Zeiten.

Und wie hat sie auf ihren verlorenen Sohn reagiert? Vorwürfe? Große Wiedersehensfreude?

Kurt: Weder noch. Sie hat die Tür nicht ganz aufgemacht und hat mit einem Blick auf mich nur gesagt: Wir kaufen nichts! Meine Mutter hat mich tatsächlich nicht wiedererkannt! Meine eigene Mutter! Dann bin ich auch umgefallen, Ohnmacht oder so. Ich glaub', zwei oder drei Wochen länger in Amsterdam, und ich wär' hinübergewesen. Ich hab' dann fast fünf Tage geschlafen, nur am Stück geschlafen, und als ich aufwachte, war alles vollgeschissen.

Du hast dann Kontakt zur AIDS-Hilfe aufgenommen. Hat dich das große Überwindung gekostet? Wer hat dich davon überzeugt, daß sich das lohnen könnte?

Kurt: Ich hab' Ende 1983 Brigitte kennengelernt, mal eine Nacht mit ihr verbracht, und bin sie seitdem nicht wieder losgeworden. Also, sie war mir hörig, sie ist sogar nach Amsterdam gekommen. Das ging immer weiter so, bis ich sie weggejagt hab'. Das war mir einfach zuviel. Dann hab' ich sie letzten Silvester wiedergetroffen. Sie sagte, ich könnte bei ihr wohnen. Seitdem bin ich wieder mit ihr zusammen. Sie sagte mir, sie könnte die Nacht mit mir nie vergessen und daß sie immer an mich denkt. Na ja, jedenfalls bin ich mit ihr zur AIDS-Hilfe gekommen, weil ich wußte, daß ich positiv war. Ich sah keine andere Möglichkeit mehr, AIDS und ständig das Gift dazu, das wurde mir echt zuviel. Und meine einzige Hoffnung war, daß die mir mit Remedacen helfen können, so daß ich wenigstens nur noch auf Ersatzdroge bin.

Wußte Brigitte, daß du positiv bist?

Kurt: Ja. Von Anfang an. Bloß, das war ihr irgendwie egal. Wir haben immer miteinander geschlafen, mal mit, mal ohne Gummi.

**Hast du nie daran gedacht, daß du deine Freundin anstek-
ken könntest?**

Kurt: Ja, ich weiß das schon mit der Ansteckung. Aber das
war mir wohl irgendwie egal, ist mir auch immer noch egal.
Wirklich, so scheißegal! Manchmal frag' ich mich, warum
gerade ich derjenige bin, der das gekriegt hat. Und es geht
mir wirklich am Arsch vorbei, ob ich jemanden anstecke!

**Wenn es dir wirklich so gleichgültig ist — weißt du eigent-
lich, daß du dich strafbar machen kannst, wenn du jemanden absichtlich ansteckst?**

Kurt: Interessiert mich nicht! Auch wenn ich dafür in den
Knast gehen sollte.

Weißt du, wie du dich infiziert hast?

Kurt: Ich war mal mit einer zusammen, die war positiv, und
das hat sie mir auch gesagt. Ich hab' damals gar nicht begriffen, was sie meint, und hab' noch nachgefragt: Na, ich
hab' AIDS, hat sie gesagt. Ich war trotzdem nicht vorsichtig. Ich dachte, warum soll es denn ausgerechnet mich treffen?

**Und wie hast du erfahren, daß es ausgerechnet dich ge-
troffen hat?**

Kurt: Das war letztes Jahr im Knast. Ich war in der Einzelzelle. Da kam ein Schließer rein und sagte, ich soll zum
Arzt kommen. Da sagt der, ja, Herr M., wir haben das Ergebnis Ihrer Blutuntersuchung, ich wollte Ihnen nur sagen,
Sie sind positiv! Seien Sie vorsichtig mit Ihrem Blut, Ihrem
Sperma, auf Wiedersehen! Dann haben sie mich wieder
eingeschlossen. Mehr haben sie nicht gesagt! Du bist allein
in der Einzelzelle, sie sagen, du bist positiv, und hinter dir
schließen sie die Tür ab! Sie haben dann auch gar kein Ge-
heimnis drum gemacht. Zum Beispiel haben sie auf die Bücher, die man ausgeliehen hat, einen Stempel draufge-
knallt: HIV-positiv, Blutkontakt vermeiden! Und es war ihnen auch egal, daß jeder an der Zellentür gleich sehen

konnte, was mit mir los war. Siehe Meldebuch, stand da auf einem kleinen gelben Kärtchen, damit jeder gleich Bescheid wußte. Wir waren drei oder vier Infizierte, alle isoliert in Einzelzellen.

Verhielten sich die Leute in deiner Umgebung anders, nachdem sie von der Infizierung wußten?

Kurt: Ja, man merkte es schon, obwohl sich die Scheißbeamten immerhin Mühe gaben, ihr Wissen zu verbergen. Ich hab' dann besseres Essen bekommen wegen HIV, jeden Tag Milch, Obst, Butter. Nach meiner Verlegung in einen anderen Knast durfte ich dann auch einen Tag die Woche raus. Da hab' ich mir dann Gift geholt.

Du hast wieder mit Heroin angefangen?

Kurt: Ja. Und im neuen Knast konnte ich es auch über einen Kumpel besorgen. Das war ein Freigänger, der hat jeden Tag draußen gearbeitet und abends Gift mitgebracht.

Und er wurde nie kontrolliert?

Kurt: Weiß ich nicht. Der hatte jedenfalls immer Gift. Ich war schon hoch dosiert, auf etwa zwei Gramm pro Tag, da haben sie ihn entlassen. Er ließ mir zwei Gramm da, aber das hab' ich gleich in den ersten Stunden genommen und dann zwei Tage geschwitzt und gefroren gleichzeitig, weil ich nicht an Stoff kam. Das war schlimm. Ich hab' dann nach meiner Entlassung zwei Wochen bei ihm gewohnt, und erst hab' ich das Gift von ihm umsonst gekriegt. Aber auf die Dauer ging das nicht. Alles wurde mir zuviel, da bin ich zur AIDS-Hilfe.

Hast du dich jetzt endgültig von Brigitte getrennt, wo es dir besser geht?

Kurt: Sie war wie eine Klette. Aber jetzt sind wir auseinander. Die andere, von der ich euch erzählt hab', also zu der wollte ich zurück, die war wirklich gut. Wie soll ich sagen, immer menschlich. Die war genau das Gegenteil von mir, hat anderes gebracht als ich mit meinem Lügen, Lügen,

Geld her, Geld her: Sie war eben menschlich. Als ich das erste Mal mit ihr zusammen war, ist sie mit mir spazierengegangen, und sie hat gesagt, riech doch mal an den Blumen. Ich dachte, die wollte mich verarschen. Ich konnte nicht verstehen, was sie sagen wollte, hab's erst später so in etwa begriffen, daß es halt Schöneres gibt als Gift, eine grüne Wiese, den Duft von Blumen.

Kommst du klar mit dem Remedacen, oder spritzt du weiter?

Kurt: Ich drück' ab und zu, aber in Maßen. Die Zeitspannen werden immer größer. Mit den Remis geht das ganz gut. Ich hab' nur Angst, daß ich bald keine mehr kriegen könnte, von wegen der Gesetzesänderung. Ich hab' schon zum Arzt gesagt, wenn die nicht mehr verschrieben werden, versorg' ich mich mit tausend. Sonst rutsch' ich wieder ab in die Szene.

Weiß deine Mutter eigentlich, wie es um dich steht? Daß du auch HIV-positiv bist?

Kurt: Ja, sie will das aber immer verdrängen. Sie sagt immer, sie glaubt nicht, daß das ansteckend ist. Oder sie sagt, ach, wir sind ja alle irgendwie krank. Die ganze Menschheit ist krank.

Hattest du irgendwann noch einmal Kontakt zu deinem Vater?

Kurt: 1980 hab' ich ihn mal getroffen. Ich wollt' mir selber ein Bild machen von ihm. Ich hatte immer nur gehört, daß er ein Schwein war, daß er meine Mutter belog und betrog. Wir haben uns dann gut unterhalten, als ich ihn aufgespürt hab'. Er machte nicht den Eindruck auf mich, als sei er ein Schwein. Wir haben uns gut unterhalten. Nun lag es vielleicht auch daran, daß er in der Zwischenzeit schon lange trocken war.

Hast du den Kontakt aufrechterhalten? Habt ihr euch dann regelmäßig getroffen?

Kurt: Ich war dann im Knast und hab' dort erfahren, daß er an Lungenkrebs gestorben ist.

Glaubst du, alles wäre anders geworden, wenn du in soge-nannten geordneten Familienverhältnissen aufgewachsen wärst? Wenn du mit neun nicht mit Alkohol angefangen hättest?

Kurt: Weiß ich nicht. Ich kann nicht sagen, was ich einem raten könnte, der heute mit neun anfängt, so, wie ich das getan hab'. Er würde nicht verstehen, was ich ihm zu sagen hätte. Was in einer heilen Familie passiert, weiß ich nicht, aber ich glaub' nicht an dieses »Zuwenig Liebe gekriegt, daher süchtig geworden«. Und ich glaub' auch nicht an Ratschläge oder Verbote: Dann tun's die Leute doch erst recht. Im übrigen hab' ich genug mit mir selber zu tun, ich hab' keine Lust, irgend jemandem ab- oder zuzuraten.

Hättest du denn Lust zu arbeiten und selbst Geld zu ver-dienen? Was würdest du denn noch gerne mit deinem Le-ben machen?

Kurt: Ich hab' das Gefühl, daß mein Kopf noch heil ist. Und das ist doch schon was. Aber mit dem Arbeiten ist das so eine Sache — ne, ich glaub' nicht. Sicher ist das manchmal ein schönes Gefühl, wenn man weiß, man verdient sein eigenes Geld. Aber mit Chef und so — nein, das ist dann doch nichts für mich.

Katja
Ich fühle mich von meinem Schicksal echt verarscht

Katja ist 32 Jahre alt, zierlich, rothaarig, eine hübsche Frau, mit — eine Folge des Heroinkonsums — auffallend schlechten Zähnen. Sie wirkt fast kindlich, kann sich nicht immer konzentrieren. Ihre Gemütslage schwankt stark. Bei manchen Erinnerungen kichert sie, bei anderen unterbricht sie plötzlich und weint. Dann entstehen lange Pausen, nach denen sie Mühe hat, den Gesprächsfaden wiederaufzunehmen. Auf ihrer Stirn stehen Schweißperlen.

Zunächst einmal ein Kompliment: Du siehst viel jünger aus, als du bist, kein Fältchen im Gesicht . . .

Katja: Ich hab' immer auf meine Haut geachtet, auch als ich voll drauf war. Schon als ich vierzehn war, hab' ich nach jedem Waschen Creme auf Gesicht und Hände getan. Das ist mir auch heute noch sehr wichtig. Ich hab' ja auch kaum Gestik drauf, Lachfalten würde ich ohnehin nicht kriegen. So viel zum Lachen gibt's bei meinem beschissenen Leben nicht. Also passe ich auf, daß es keine Heulfalten werden. Rauchen tu' ich kaum. Ich trink' viel Wasser, das tut der Haut gut, und manchmal denk' ich sogar, das Gift ist so eine Art Konservierungsmittel, jedenfalls bei mir. Ich hatte auch nie Nierenprobleme wie andere, wenn sie auf Entzug sind, mit Schmerzen und so. Ich hab' 'ne leichte Fettleber, aber eigentlich bin ich körperlich ganz okay. Leider bin ich sonst nicht so okay, ich bin sogar richtig verzweifelt. Jeden Tag, an dem ich wach werde, ärgere ich mich, daß ich noch lebe, und frage mich, wozu eigentlich?

Gibt es denn für dich gar nichts mehr, was das Leben lohnt?

Katja: Ich fühl' mich von meinem Schicksal echt verarscht, das werdet ihr begreifen, wenn ich euch alles von meinem Leben erzähl'. Obwohl, da gab's auch schon schöne Sachen, nicht nur Scheiße. Aber heute . . .

Fang doch mal mit früher an, mit deiner Kindheit.

Katja: Ich hatte 'nen versoffenen Vater. Der hat immer so in Perioden gesoffen, und dann wurde er wahnsinnig aggressiv. Das war nicht schön, da mußten meine Mutter und ich vor ihm flüchten. Der hat uns mit dem Messer und Beil bedroht, einmal auch unsere Kleider auf dem Hof verbrannt, echt schlimm. Dann bin ich zu meiner Oma mit dem Schulranzen, und er ist auch dahin gekommen, hat die Scheiben eingeschlagen. Oder wir haben uns auf dem Boden eingeschlossen, dann kam er mit dem Beil an die Tür und schlug sie ein.

Hat er dich dann auch geschlagen?

Katja: Er ging zuerst auf meine Mutter los, mir hat er nur mal den Teller mit Essen vom Tisch geschlagen und so Sachen. Ich hab' ihn gehaßt, wenn er gegen meine Mutter so war. Ich hätte ihn umbringen können, wenn er so war. Zwischendurch hat er sich dann wieder entschuldigt, sagte uns, es täte ihm leid. Wir waren auch mal ausgezogen — ich ging damals noch in die Volksschule —, aber dann kam er wieder an, brachte mir ein Märchenbuch mit, dann sind wir wieder zusammengezogen. Und einmal, zu Weihnachten, das weiß ich noch, hat er seine Kündigung gekriegt, das war schrecklich. Er war eigentlich ein ganz kluger Kopf, hatte früher einen Schrotthandel und arbeitete bei einer Versicherung. Aber lange konnte er sich dort nicht halten. In seinem letzten Job war er dann Bierfahrer. Bierfahrer! Auch noch direkt an der Quelle! Aber da haben sie ihn dann wegen ständiger Trunkenheit geschaßt.

Wie ging's dann weiter, hat deine Mutter gearbeitet?

Katja: Nein, meine Mutter war nur Hausfrau. Die sollte auch nicht arbeiten von meinem Vater aus. Aber ich wollte was anderes sagen, o Gott, mein Gedächtnis, ich komme einfach nicht drauf . . . Ach so, ja, er war gar nicht mein richtiger Vater, sondern nur mein Stiefvater. Ich bin nämlich ein Kuckucksei, müßt ihr wissen, ein Kuckucksei. Ich hab' das erst mit sechzehn Jahren rausgekriegt, da war leider schon alles gelaufen. Bei einem Streit zwischen den beiden hat mein Vater meine Mutter zusammengeschrien, weil er eifersüchtig war. Er rief: Du hast immer mit dem René am Strand gelegen, mit dem René! Und meine Mutter sagte, es sei eine Gemeinheit von ihm gewesen, ihr erst nach der Hochzeit zu sagen, daß er keine Kinder machen kann, weil es ein Scheidungsgrund ist. Das wird auch der Grund gewesen sein, warum er keine Gefühle mir gegenüber zeigen konnte. Heute weiß ich, warum er so verzweifelt war, und ich kann es nachempfinden. Und damals dachte ich nur, was für ein widerlicher Tyrann. Auf der anderen Seite verstehe ich auch meine Mutter: Sechs Jahre hat sie auf ein Kind gewartet, dann gefiel ihr eben dieser René, und dann kam ich. Mein Stiefvater war so verklemmt mir gegenüber, der hat mich nie im Kinderwagen geschoben. Na ja, jetzt ist er tot.

Sind deine Eltern denn bis zu seinem Tod zusammengeblieben?

Katja: Die Ehe hat 24 Jahre gehalten. Oder fortbestanden, das ist vielleicht der bessere Ausdruck. Dann haben sie sich scheiden lassen, nachdem ich gesagt hab', ich zieh' aus, ich will weg aus unserer Provinzstadt, ich will in die Großstadt. Und zu meiner Mutter habe ich gesagt: Ich komme nicht mehr nach Hause, auch nicht zu Besuch, wenn du dich nicht von diesem Mann trennst. Sie ist nach der Scheidung von dort weggezogen. Er ist im Armenhaus gelandet, hat hin und wieder Hilfsarbeiten gemacht, haben wir gehört. Das ging noch sieben Jahre so, dann war er tot vom vielen Alkohol. Angeblich wollte er damals gerade mit dem Trinken aufhören. Er war noch nicht alt, so Mitte Fünfzig. Meine Mutter fragte mich, ob ich ihn noch einmal sehen wollte, aber darauf hatte ich gar keinen Bock. Meine Mutter hatte dann noch einen Freund, aber den hat sie inzwischen abserviert. Sie sagt, sie braucht ihre ganze Kraft für mich. Na ja, er hat sowieso 'ne Frau und drei Kinder . . .

Hast du deinen leiblichen Vater nie kennengelernt?

Katja: Ich weiß, wer er ist. Aber ich hab' ihn nie besucht, weil er auch verheiratet war. Ich hab' auch zwei Halbschwestern, die ich nicht kenne.

Hast du zu dem Zeitpunkt auch Alkohol getrunken?

Katja: Nein, das hat mich nie so interessiert, das Trinken. Manchmal, aus lauter Verzweiflung, hab' ich was in mich reingeschüttet, aber dann richtig harte Sachen, Whisky zum Beispiel. Das schmeckte mir an und für sich gar nicht. Für mich ist der Alkohol, wie der Grönemeyer singt, ein Sanitäter in der Not, aber sonst nichts. Es wird ja alles viel schlimmer dadurch. Ich wurde dann auch immer trauriger. Mir fiel dann früher immer so das ganze Weltgeschehen ein, die Kriege und was alles kaputtgeht. Heute habe ich ja konkrete Gründe für meine Verzweiflung, für meine Verzweiflung über mein eigenes Leben.

Wie hat es mit den Drogen angefangen. Als du allein warst in der Großstadt?

Katja: Ich hab' fünf Jahre bei der Post gearbeitet nach meinem Schulabschluß, seit ich 16 war. Dann hab' ich alles hingeschmissen in meinem jugendlichen Leichtsinn. Die waren so genau bei der Post, auf die Minute genau mußte man da sein. Das hat mich alles so eingeengt und furchtbar angeödet. Da hab' ich's hingeschmissen. Und von da an ging's bergab, von meinem 22. Lebensjahr an.

Hattest du keine Freunde, die dir bei deinen Problemen beigestanden sind?

Katja: Ne, hatte ich nicht. Nur meine Mutter, sonst niemanden. Ich hatte eine Abtreibung mit fünfzehn, in London haben wir das machen lassen, anderswo ging das damals nicht. Und anschließend habe ich immer Angst gehabt, das könnte noch mal passieren. Da hab' ich mich mit niemandem mehr eingelassen. Außer in der Disco mal ein bißchen tanzen, mehr war da nicht. Die Abtreibung hat mich damals nicht belastet, heute ja. Mit zwanzig bin ich dann an meinen ersten richtigen Freund geraten und seitdem nie mehr allein gewesen. Es geht mir in erster Linie darum, daß jemand da ist.

Hast du es mal mit einer Wohngemeinschaft versucht?

Katja: Nein, ich wollte eine Familie und nicht irgendeinen Ersatz. Ich bin dann zwischenzeitlich nach Berlin gezogen, weil ich unbedingt in eine richtige Großstadt wollte. Und auf dem Arbeitsamt habe ich dann meinen Freund kennengelernt. Dann kam noch ein zweiter dazu. Der erste war solide, der zweite gar nicht, das war ein Fixer, aber ich hab' mich wahnsinnig in ihn verknallt. Der sah so ganz atypisch aus, jedenfalls für meine damalige Welt, mehr Rocker-Outfit, lange blonde Haare, tätowiert. Das hat mich unheimlich beeindruckt. In der ersten Nacht, in der ich mit Stefan zusammen war, spielte sich zwischen uns gar nichts ab. Wir lagen bei seinen Eltern auf dem Sofa, und er hat sich Medinox aufgelöst, als Druck, damit er überhaupt schlafen konnte. Das war das erste Mal, daß ich so etwas gesehen habe, daß einer sich spritzt.

War das für dich nicht erschreckend?

Katja: Nein, ich fand's wahnsinnig interessant. Ich bin aber auch ein kleiner Masochist, deshalb hab' ich vor Nadeln auch überhaupt keine Angst. Die ganze Handlung hat mich gereizt, und bald habe ich Stefan bedrängt, daß er mich das auch mal probieren läßt. Inzwischen hatte ich wieder einen Job, ich arbeitete in einem Kiosk als Verkäuferin. Da habe ich dann auch angefangen, Gelder zu organisieren, das heißt, aus der Kasse mitzunehmen. Ich war sowieso unterbezahlt, und außerdem fiel es nicht weiter auf. Da waren oft Einbrüche. Stefan hat das Geld von mir verlangt, einmal so 150 Mark, die hab' ich aus der Kasse genommen. Dann hat er dafür Stoff geholt, auch für einen Freund, der auf der Flucht war und bei ihm wohnte, und hat mir versprochen, ich dürfte den Stoff auch ausprobieren. Nach einer Weile waren die beiden richtig gut drauf, und ich wunderte mich schon, warum sich bei mir nichts tut. Da haben die mich doch angeschmiert! Ich kannte mich damals noch nicht so aus, da haben die beiden mir einfach gefärbtes Wasser gegeben. Ich hab' das Geld besorgt, aber abgekriegt hab' ich nichts! Und nachher haben die beiden noch gesagt, sie hätten es doch nur gut mit mir gemeint. Ich war total enttäuscht.

Aber du hast dich dann nicht mehr davon abbringen lassen, Drogen auszuprobieren?

Katja: Ich bin auf Fortral gekommen. Damit konnten sie mich nicht linken.

Das hast du dir gespritzt?

Katja: Ja, das war wichtig für mich. Das Drücken hat mich ja gerade so gereizt. Das hatte echt starke Wirkung, dagegen kannst du Heroin wegschmeißen. Ist so eine Art Koks/Morphium, steht heute unterm Betäubungsmittelgesetz, Krebskranke kriegen es und Frischoperierte. Ich hab's von jemand gekriegt, der sehr krank war und dem der Arzt es verschrieben hat. Unter der Hand natürlich, auf dem Schwarzmarkt. Aber das war damals nicht so teuer, ich kam mit meinem Geld vom Kiosk so einigermaßen hin. Fünf Jahre ging das so mit meinem Freund, auch wenn er zwischendurch mal im Knast war und auch mal zur Therapie. Zwischendurch hatte ich auch mal einen anderen Freund, aber wenn Stefan aus dem Knast kam, wohnten wir wieder zusammen, was immer schwieriger wurde, weil er soviel mit der Polizei zu tun hatte. Er wurde oft provoziert wegen seines Äußeren. Einmal hat sich in einer Disco so eine idiotische Gruppe mit ihm angelegt, seitdem hatte er eine regelrechte Paranoia, entwickelte Verfolgungswahn. Er konnte sich in Aggressionen reinsteigern, bis er völlig ausgerastet ist. Manchmal hatte er eine Pistole im Schulterhalfter, manchmal ein Messer. Dann haben ihn irgendwelche Typen mal wieder provoziert, da ist er ausgerastet. Da hat Stefan dem einen ein Messer in den Bauch gerammt. Er ist verhaftet worden, hat sich auch widerstandslos mitnehmen lassen. Seine Bewährungshelferin hat ihm gesagt, er hat keine Chance, er wird in den Knast kommen, ließen ihn aber bis zum Prozeß laufen. Ich hab' ihn nicht angerufen, das war mein furchtbarer Fehler. Ich Idiot, und deshalb bin ich mit dran schuld, was dann passiert ist. Damals war ich noch zu oberflächlich, ich hatte noch andere Freunde, und ich bin sicher, daß er sich damals von mir allein gelassen vorgekommen sein muß, aber jetzt ist es zu spät für solche Gedanken.

Was ist denn passiert?

Katja: Er hat sich Medinox besorgt, auf Druck mit Medinox da stand er ganz besonders, und er hat dazu noch jede Menge Pillen eingeworfen. Dann hat er sich ins Bett gelegt, in mein Bett, das ich ihm mal geschenkt hatte, und hat sich den goldenen Schuß gesetzt. Eine Freundin, die gerade da war, hat ihn noch röcheln gehört. Aber es war alles viel zu spät. Er hat einen Abschiedsbrief hinterlassen, in dem er sagt, er hätte so gern ein Kind gehabt mit mir — ich hatte gerade einige Monate vorher eins von ihm abgetrieben. Weil ich mich nicht zu dem Kind bekannt hab' und weil er nicht erwachsen werden wollte, hat er sich umgebracht. Er war gerade mal 28 Jahre alt. Das war im August 1982, und ich war nach seinem Tod völlig fertig (weint) . . . Dann kam mein nächster Freund, Michael. Der hatte nichts mit Drogen im Sinn, saß immer nur in Bars herum und war einsam. Und manchmal hat er mich angeschrien, wenn ich geheult hab' um den toten Stefan. Der war eifersüchtig auf ihn; daß ich noch so an ihm hing, hat Michael regelrecht depressiv gemacht. Einmal hatte er an einem Spielautomaten einen Jackpot von 1500 Mark Gewinn, da wollte er mir gleich 'nen Druck ausgeben und es selbst auch probieren, weil ihn das irgendwie beeindruckte, wie ich das machte. Aber ich beschaffte mir ja mein eigenes Geld.

Wieder durch den Griff in die Kioskkasse?

Katja: Nein, da hab' ich schon lange nicht mehr gearbeitet. Ich war zwischendurch mal ein Dreivierteljahr beim Taxifunk. Da hab' ich ein Mädchen kennengelernt, das mir erzählte, daß es anschaffen geht. Das fand ich dann sehr interessant, wie schnell man so zu Geld kommt. Ich hab' ihr gesagt, nimm mich mal mit, zeig mir das mal. Sie war immer in einem festen Hotel.

War es nicht schwer, beim erstenmal deine Hemmungen zu überwinden?

Katja: Nein, es war gar keine Überwindung. Wir haben uns am Bahnhof getroffen, sind erst mal in die nächstbeste Kneipe und haben zwei doppelte Apfelkorn getrunken, im Hotel noch eine »Tia Maria«. Meine Freundin wirkte wirklich nicht wie so eine, sie war ein ganz biederer Typ, weder hübsch noch häßlich, graues Mäuschen. Inzwischen hat sie auch aufgehört, eine der wenigen, die vom Strich losgekommen sind. Aber damals hat sie mir alles erklärt, auch mit den Preisen und so. Ich wußte dann ungefähr, wie's läuft, und bin mit ihr runter auf die Straße. Es war Sommer, ein schöner lauer Abend, und es lief auf Anhieb ganz gut. Ich hatte vier junge Männer und bekam 350 Mark.

Pro Freier?

Katja: Ne, insgesamt. Für 350 pro Person muß man noch einiges dazulernen. Da mußt du wissen, wie du psychologisch an die Männer rankommst und mit ihnen umgehst. Nicht so wie ich am Anfang, so ex und hopp und schnell weg . . . Unangenehme Situationen gab es kaum. Einmal hat mich einer im Flur mit dem Messer bedroht, das war ein Südländer, die sind ja so hitzköpfig. Er wollte unbedingt ohne Gummi, hatte aber nur mit bezahlt. Ganz schöner Unterschied, weil, mit Gummi kostete es nur 50 Mark plus Zimmer, ohne 100 plus Zimmer. Den Ausländer hab' ich dann beruhigen können. Mit der Zeit kriegte ich 'nen richtig guten Blick dafür, wer großzügig ist und wer geizt. Ich hab' sie dann nach Tierkreiszeichen eingeordnet, also, der Steinbock ist meiner Erfahrung nach furchtbar knickerig, Fisch und Zwilling tun gut raus.

Wußte denn dein neuer Freund Michael, wie du dein Geld verdient hast?

Katja: Ja, er ist immer mitgegangen. Nur die ersten Tage hab' ich ihm das verheimlicht. Dann hat er es aber gut aufgenommen und sich immer unten im Hotel hingesetzt. Hat sich auch nützlich gemacht, mal die Waschmaschine repariert, mal die Betten gemacht. Hat sich echt engagiert, richtig toll. Mit der Zeit wurde ich immer gerissener. Die Zeiten wurden zwar schlechter, aber ich hab' immer mehr verdient. Michael hat dann auch mitgezogen beim Drücken, aber ich war der dominante Teil. Wenn wir das Geld für uns beide zusammenhatten, so 150 Mark brauchte ich dafür, rein giftmäßig, ist er damit losgezogen. Das Ganze hat mich psychisch überhaupt nicht belastet.

Du warst ja auch immer voll mit Drogen . . .

Katja: Ja, ich konnte besser verdrängen, aber glaubt mir, es ging mir damals viel besser als heute (weint) . . . Ich habe acht Jahre geackert und insgesamt zehn Jahre gedrückt.

Das mit dem Anschaffen lief so gut, ich mußte nie lange warten. Das ging ganz sutsche, und irgendwie fühlte ich mich durch den Erfolg auch bestätigt. Wenn ich mein Geld hatte, und das hab' ich Michael dann immer schnell schwuppdiwupp zugesteckt, so daß er den Stoff kaufen konnte, dann konnte ich mich wieder voller Elan an die Ecke stellen. Da hatte ich ein echt gutes Gefühl. Bedrückt hat mich etwas ganz anderes als Anschaffen und Fixen . . .

Was denn?

Katja: Na ja, die Todesfälle. Also im Hotel, da war auch eine Angestellte, die war so um die Sechzig, die Mutter vom ganzen Verein. Da fühlte man sich so zu Hause, und eines Tages ist die an Krebs gestorben, und die vermisse ich so. Michael hat das, glaub' ich, belastet, daß ich anschaffen ging, obwohl er selten was sagte. Er sah ja, mit welchen Männern ich aufs Zimmer ging. Die waren ja nicht alle häßlich, einige sahen so gut aus, die konnten als Dressmen durchgehen . . . Na ja, das war nicht leicht für ihn. Aber er hat immer die Hälfte abgekriegt von dem Geld. Wenn ich spätnachts nach Hause gekommen bin, hab' ich mich meist erst mal mit Kleidern aufs Bett gelegt, wenn ich zu müde war, aber dann doch immer ganz schnell geduscht, die Fingerabdrücke abgeduscht, sozusagen, und dann hab' ich mich ganz wohl gefühlt mit dem Geld und dem Stoff. Am Tag haben wir dann gepennt, und abends ging es wieder los. Michael hat auch den Haushalt gemacht. Gekocht, unsere drei Katzen versorgt, er hat alles perfekt erledigt.

Wie ging denn diese Zeit zu Ende?

Katja: Ich kam ins Gefängnis. Die Bullen müssen mich schon gesehen haben, wie ich beim Dealer rein bin. Als ich rauskam, stürzten gleich vier Mann auf mich zu, rissen mich zu Boden und haben mir das Gift aus der Hand gerissen. Die hatten mich schon einmal vorher erwischt, als ich Stoff dabeihatte, aber damals konnte ich ihn schnell in den

Mund stecken und runterschlucken. Da konnten sie mir nichts nachweisen. Ging diesmal nicht. Vier Monate Knast, das war dann so 'ne Art Zwangstherapie.

Warum hast du es eigentlich niemals zuvor mit einer Therapie versucht?

Katja: Das kam für mich nicht in Frage. Ich liebte ja meine Drogen. Und wegen meiner Katzen hätte ich das nicht gemacht, ich liebe meine Katzen Klaus-Dieter, Rita und Minka. Die gebe ich doch nicht freiwillig auf, auch nicht für kurze Zeit. Mir muß man auch nicht beibringen, wie manchem anderen, der ganz früh mit Drogen angefangen hat, wie man ein normales Leben führt. Ich habe das ja vorher jahrelang gemacht. Ich kannte doch diese riesige, endlose Langeweile ohne Drogen, ich wußte doch, wie die Drogen das Selbstbewußtsein heben. Na ja, wo war ich noch mal ... Ach so: Die haben mich also geschnappt wegen eines Hunderterpäckchens Heroin. Wir waren zu der Zeit ganz auf Heroin abgefahren, mein Freund und ich. Manchmal nahmen wir auch noch Koks. Im Gefängnis haben sie dann festgestellt, daß ich das Virus hab, AIDS. Seitdem blockiert mich das Virus, meine ganze Zukunft. Nicht, weil ich sterben könnte, das wäre mir ganz recht. Aber ich fühl' mich wie im luftleeren Raum: entweder Pläne machen oder tot, aber nicht so wie jetzt, so dazwischen.

Wie hast du erfahren, daß du HIV-positiv bist?

Katja: Das ist jetzt vier Jahre her, und es war im Knast. Da wird bei Risikogruppen — und als Fixer gehörst du dazu — ein Zwangstest gemacht. Ich mußte auf die Krankenstation, die sagten irgendwas von Verdacht auf Syphilis. Und nach dem Test kam die Ärztin zu mir und sagte, das Ergebnis sei positiv ausgefallen. Das ist ja gut, dachte ich, positiv, dann ist ja alles in Ordnung, noch mal Glück gehabt. Die Ärztin klärte mich dann auf, sagte, nein, nein, positiv ist ganz schlecht. Sie haben das Virus, und sie meinte, ich könnte nicht mehr arbeiten, wenn ich rauskäme. Und ich bekam dann besseres Essen, Quark, Obst, Butter und so.

Hast du deinen Freund Michael gleich informiert? Ist er auch zum Arzt gegangen?

Katja: War nicht nötig. Der war beim Blutspenden, der brauchte ja die 40 Mark, als ich im Knast war, und da haben sie ihm gesagt, daß er auch das Virus hat. Der hat's etwa gleichzeitig erfahren.

Was hast du gemacht, als du dann aus dem Gefängnis rauskamst?

Katja: Ich bin weiter auf den Strich gegangen. Michael sagte, tu so, als hättest du nichts, wir brauchen das Geld.

Aber du weißt, wie gefährlich das ist, hattest du keine Skrupel wegen der Ansteckung?

Katja: Ich denke, die Leute wissen um das Risiko, die sind selbst verantwortlich, daran hab' ich immer fest geglaubt. Einmal bin ich aus dem Hotel rausgeflogen, die hatten irgendwas gehört vom Knast, so ein Testergebnis spricht sich irgendwie leicht rum. Da haben wir so einen Testschein gefälscht. Den hab' ich dann vorgezeigt, und dann ging es wieder. Dabei war der Hotelmanager so ein ganz gewiefter Typ, aber der hat das nicht gemerkt mit der Fälschung und ist drauf reingefallen. Ich hab' natürlich trotzdem Schwierigkeiten gehabt. Wenn ich mit 'nem Freier abgezogen bin und die anderen Mädchen hatten keinen, da haben sie hinter uns hergeschrien: Geh bloß nicht mit der, die hat AIDS! Die Freier sind aber immer mitgegangen, weil ich ihnen gesagt hab', die anderen Mädchen neiden mir den Erfolg. Natürlich hatten auch einige Männer Angst. Der eine sagte mir: Nun hab' ich schon Monate enthaltsam gelebt, vielleicht sollt' ich doch nicht. Aber den hab' ich dann auch besabbelt. Also, alles in allem, zum Teil hatte ich ein schlechtes Gewissen, andererseits auch wieder nicht. Männer sind so unterschiedliche Charaktere. Hinterher kriegen sie manchmal Schiß, aber vorher ist ihnen alles egal, da ist der Trieb zu groß.

Hattest du Stammkundschaft?

Katja: Nicht unbedingt, ich war ja nicht regelmäßig da. Oft habe ich die Männer auch nicht wiedererkannt, nicht einmal die 500-Mark-Freier. Manchmal hab' ich noch mehr als 500 Mark gekriegt, ohne was dafür zu machen oder nur ein bißchen Sabbeln. Das Höchste waren einmal 850 Mark, die ich gekriegt hab'. Das war einer, der kam gerade aus dem Krankenhaus, hatte noch Tabletten drin. Wir haben ein bißchen geraucht, getrunken und uns Hand in Hand aufs Bett gelegt. Vorher hat er mir alles, was er im Portemonnaie hatte, freiwillig gegeben, dann ist er eingeschlafen. Das Geld hab' ich dann schnell Michael runtergebracht, da war es sicher. Nachher hat sich herausgestellt, daß der Typ einer von der Polizei war. Auf dem Strich erlebst du Sachen!

Wie ging es mit Michael weiter, irgendwann wurdest du schwanger?

Katja: Ich hab' das erst gar nicht mitgekriegt. Oft hat man durch die Drogen monatelang seine Tage nicht. Ein Arzt hat dann Ultraschall gemacht. Ich hab' mir das nicht angeguckt, aber Michael. Für eine Abtreibung war es dann zu spät, und der Arzt sagte, ich müßte es durchziehen. Dann waren wir auch ganz froh darüber. Ich hab' gleich meine Mutter angerufen, die wußte nichts von AIDS, und die hat sich auch wahnsinnig gefreut und mich gleich mit einer ganzen Baby-Ausstattung versorgt. Ich hatte einen ganzen Schrank voll. Die Sachen habe ich heute noch, die geb' ich auch nicht mehr weg. Ich war auch so froh, daß es mit der Abtreibung nicht mehr ging. Ich hatte schon Alpträume gehabt deshalb. Na ja, wir haben uns jedenfalls tierisch gefreut auf das Baby. Ich hab' dann vom Arzt Polamidon bekommen, immer nur ein paar Tropfen, das war viel zuwe-

nig. Bis der Arzt es bekam mit Genehmigung der Ärztekammer, mußte ich erst mal ins Krankenhaus. Dort bekam
ich zweimal pro Tag ein paar Tropfen. Das reicht, wenn du
liegst, sonst ist es zuwenig. Nach der Entlassung wurd's
schwierig, ich mußte durch die ganze Stadt rennen, um es
mir aus dem Krankenhaus zu holen. Und so niedrig dosiert, ganz schrecklich. Aber ich hab' nur noch ganz selten
gedrückt, sonst Pola genommen. Geld hatte ich auch keins
mehr. Ich hab' dauernd meine Mutter angepumpt, mit irgendwelchen Ausreden. Aber es ging schon, ich wollte ja
immer schon eine kleine Familie ... Am 17. August ist
dann die Geburt gewesen, das ist so ein Scheißdatum in
meinem Leben. Das ist der Tag, an dem sich mein Stefan
umgebracht hat. Das Kind kam mit Kaiserschnitt zur Welt.
Ich hab' es nur mal kurz hingehalten bekommen, dann
mußte es in ein anderes Krankenhaus, die hatten keine
Kinder-Notklinik. Nach einer halben Woche erst bekam ich
ein Polaroidbild: Ich wußte gar nicht, wen ich da geboren
hatte. Einen Tag nach der Geburt kam mein Michael und
wollte eigentlich seine Tochter sehen. Na ja, sie war ja nicht
da, und ich hatte vom Kaiserschnitt noch solche Schmerzen, und Michael hatte in den letzten Wochen so viele Tabletten genommen ... Jedenfalls hab' ich ihn dann losge-
schickt. Er kam mit schlecht vermischtem Stoff zurück.
Beim ersten Druck war er schon völlig breit und setzte ihn
bei mir daneben; ich hab' so schlechte Venen.

**Das habt ihr alles in deinem Krankenzimmer durchgezo-
gen?**

Katja: Nein, auf der Toilette. Da es bei mir danebenging,
war ich sauer und sagte, wir haben doch noch Geld, jetzt
holst du noch mal was. Dann hat er noch was gebracht und
mir den Druck zuerst gesetzt, damit das nicht wieder passiert mit dem Abrutschen. Ich bin dann wieder nach oben,
damit es nicht auffällt. Ich weiß noch genau: »Dallas« im

Fernsehen war zu Ende, und ich schlief auch zwischendurch immer ein wenig ein. Und als Michael nicht kam, hab' ich ihn gesucht und ihn auf der Toilette gefunden. Unten, auf der Besuchertoilette. Das heißt, da war ein Vorraum, aber das Licht war kaputt — es war inzwischen so zirka elf Uhr abends, weit nach Dallas —, aber in der Kabine war Licht, und da lag Michael auf dem Fußboden. Unter der Tür hab' ich durchfassen können, hab' ihn an den Haaren gezogen. Er war mir ja schon öfters umgekippt in der letzten Zeit, er wurde immer schwächer. Dieser schreckliche Pillenkonsum ist ja so gefährlich, mehr als Gift. Beides zusammen ist echt tödlich gewesen. Dann bin ich umgekippt. Er lag da, und ich auf der anderen Seite von der Tür. Um drei Uhr morgens ist der Pförtner gekommen. Die haben mich wohl gesucht, oben, nicht unten, darauf sind sie nicht gekommen. Als ich zu mir kam, waren alle so auffällig nett zu mir. Am nächsten Morgen bekam ich ein Blumenbukett von einer Bekannten. Besuchen wollte die mich nicht, weil sie Angst hatte vor AIDS, obwohl das eine ganz realistische, kluge Frau ist, mit viel Tatkraft und so. Dann kamen auf einmal zwei Ärzte mit sehr ernsten Gesichtern und sagten ganz förmlich: Herr Michael W. ist in der letzten Nacht verstorben. Mein Michael, der immer so hinter mir gestanden hat, war plötzlich nicht mehr da! Eine halbe Woche später, als ich nicht mehr am Tropf hing, durfte ich in Begleitung meiner Mutter — die kam immer angereist, wenn irgendwas war, die ist echt toll — in die Gerichtsmedizin fahren und Michael noch einmal angucken. Da war ich irgendwie noch ganz gefaßt. Ich hab' nicht einmal geheult. Als ich aber dann ins Krankenhaus fuhr und gleich danach mein Kind gesehen hab', wie niedlich die Kleine war, da hab' ich geheult, und da komm' ich auch nicht drüber weg (weint) . . . Ich kann mich mit dem Gedanken nicht abfinden, daß Michael seine Tochter nie gesehen hat.

Hast du deine Tochter mit nach Hause nehmen können?

Katja: So einfach war das nicht. Mir wurde das Kind ja erst mal weggenommen, weil es einen Entzug machen mußte, jeden Tag eine Tablette, drei Wochen lang. Sie war insgesamt zwei Monate von mir weg. Erst nachdem sich die AIDS-Hilfe für mich eingesetzt hatte, konnte meine Tochter zu mir — ich sollte wegen meiner Sucht erst nicht das Sorgerecht bekommen. So ganz geklärt mit dem Sorgerecht war es nie. Aber das Wichtigste war, daß ich sie bei mir haben konnte. Sie war nach Michaels Tod meine große, meine einzige Freude. Sie mußte auch nur einen kleinen Entzug machen, am Ende der Schwangerschaft habe ich ja nur noch Polamidon genommen. Sie bekam noch jeden Tag eine Schlaftablette, aber das war nichts Besonderes. Ich denke, das mit dem Sorgerecht war nur eine Hinhaltetaktik, die sagten: Entweder du machst eine Therapie, oder du kriegst dein Kind nicht. Dabei hab' ich schon im Krankenhaus demonstrativ sogar Polamidon abgesetzt, damit sie sehen konnten, wie ernst es mir war. Ja, und dann ist es passiert . . .

Was ist geschehen?

Katja: Eines Morgens, sie war gerade acht Wochen bei mir, find' ich sie leblos im Kinderbett. Sie starb an Krippentod. Keiner hat mir jemals erzählt, daß es so was gibt. Ich hatte immer Angst vorm HIV-Testergebnis, daß wir sie infiziert haben, aber beide Tests waren negativ! Und dann stirbt sie mir an Krippentod! Einfach so! Daß da bei Drogensüchtigen ein größeres Risiko ist, niemand hat mir das je erzählt, daß man sich so eine Art Alarmmatratze anschaffen kann, keiner sagte mir so was (weint) . . . Als meine Tochter da war, hat sie mein ganzes Leben verändert. Ich komme mir total verarscht von meinem Schicksal vor! Drei Tote! Erst meine beiden Freunde, dann meine Tochter . . .

Wir wissen, daß das ein unglaublich schweres Schicksal

ist. Wir haben auch gehört, daß du wieder einen Freund gefunden hast. Gibt dir das etwas Trost?

Katja: Ach ja, ich hab' jetzt einen ganz netten Partner gefunden, aber unsere Ansichten gehen so weit auseinander. Der Günther, der will kein Kind, der ist auch HIV-positiv. Aber auch sonst hat er Angst wegen dem Drogenkonsum, daß es dann mit den Genen nicht stimmt beim Baby. Der nimmt alles so ernst. Das Leben ist nun mal ein Risiko. Ich will nicht verkümmern, ich will nicht nur träumen von einem Leben . . . Man macht ja manchmal aus Verzweiflung, was man gar nicht will. Ich meine sich umbringen, das hab' ich schon zweimal angegangen, obgleich ich gar nicht der Typ bin dafür, ich hab' eigentlich Kampfgeist. Nein, ich will mich nicht umbringen, ich will eine Familie. Eine kleine Familie, mehr finanzielle Mittel hätte ich ja gar nicht. Ich hätt' zwar gern eine große, aber das ist unrealistisch, das seh' ich ein. Ich bin jetzt schon bald 33.

Willst du mit deinem neuen Freund zusammenziehen?

Katja: Einerseits ja, ich freu' mich, daß ich einen neuen Partner habe. Aber er hilft mir nur in manchen Situationen, manchmal haut er noch eher in meine Wunden. Er sagt zum Beispiel: Mach dir keine Illusionen, du hast das Scheißvirus, da läuft nichts mehr! Wir kennen uns jetzt schon ein Jahr, aber zusammenziehen ginge schon wegen der Katzen nicht. Er akzeptiert meine Katzen nicht! Er scheucht sie dauernd weg, ist eifersüchtig auf sie. Aber ich gebe zu, mit mir kann man ja auch schlecht zusammensein. Ich bin so unglücklich, ich kann überhaupt nicht mehr lachen, bin oft aggressiv und leicht genervt. Früher war ich anders. Michael hab' ich doch immer ermutigt. Jetzt steh' ich mir selber im Weg. Wozu lebe ich bloß? Ich glaub' an Seelenwanderung, das ist das einzige. Und daß ich so meine Kleine wiederkrieg', sonst möchte ich jetzt lieber tot umfallen.

Gibt es nichts in deinem Tagesablauf, auf das du dich freust, nicht einen Schimmer Hoffnung?

Katja: Ach, es ist alles so öde. Ich schlaf' morgens, so lange es geht. Dann schau' ich mir oft die Fernsehfilme im Morgenprogramm an, die ich schon am Vorabend gesehen hab'. Und dann . . . nichts. Für meine Katzen mach' ich's. Für die tu' ich alles, mit denen befasse ich mich total. Klaus-Dieter spielt oft mit meinen Haaren, Minka legt sich im Bett neben mich: Das sind meine Freunde, die Katzen. Alles stagniert. Ich denke oft, da muß doch etwas sein, auf das man sich freuen kann. Im Leben einer Frau sind doch normalerweise so verschiedene Stufen, auf die man sich freuen kann. Meinetwegen Job, heiraten, ein Kind und noch ein Kind und dann Oma. Und ich hab' kein Kind! Stellt euch vor, ich werde nie Oma!

Wir werden für die Veröffentlichung dieses Gesprächs deinen Namen ändern, damit man dich in deiner Umgebung nicht identifizieren kann. Wie möchtest du heißen?

Nennt mich Katja, Katja, so wie mein totes Baby!

Georg
Für mich war die Langzeittherapie genau richtig

Georg ist 29 Jahre alt, mittelgroß und dunkelhaarig. Bei unseren Gesprächen ist er sehr gelöst, entspannt und lacht oft. Er wirkt sehr optimistisch und voller Energie, vor allem, wenn er seine jetzige Situation und seine Zukunftspläne schildert.

Georg: Ich werde im nächsten Monat dreißig, und ich habe gerade mit einem Freund gesprochen, den ich gern mag. Er sagte mir, dreißig Jahre, das ist ein wichtiges Alter, was man mit dreißig macht, das macht man sein Leben lang. Deshalb hab' ich auch in den letzten Monaten versucht, noch ein paar Dinge zu ordnen. Ich hab' mir gerade vor drei Wochen das Rauchen abgewöhnt. Das will ich durchhalten. Und beruflich fange ich jetzt auch an, endgültig die Weichen zu stellen.

Was arbeitest du zur Zeit?

Georg: Ich bin im dritten Jahr in einem Resozialisierungsprojekt als Tischler beschäftigt. Im nächsten Jahr läuft mein Vertrag aus, dann habe ich Anspruch auf eine Umschulung. Ich würde dann gern im Bürobereich arbeiten. Die Arbeit als Tischler bringt mir zwar Spaß, aber ich habe einen kaputten Fuß und Rücken, das stehe ich auf die Dauer nicht durch. Ich habe die mittlere Reife, ich denke schon, daß ich damit alles auf die Reihe kriege. Mit dem Rauchen aufzuhören hatten meine Frau und ich schon einmal versucht — das war das letzte Laster, das wir uns bewahrten. Aber es hatte nicht geklappt. Dieses Mal hatten wir uns einen Termin gesetzt, und zwar die Geburt unseres Kindes. Das klappte gut, meine Fau war im Krankenhaus, ich war allein zu Hause, so konnten wir uns gegenseitig nicht wieder anstecken.

Wann habt ihr euer Kind bekommen?

Georg: Vor zwei Wochen, es ist unser zweites. Das erste ist neunzehn Monate alt. Das ist ein schönes Gefühl, auf jeden Fall! Ich war diesmal auch bei der Geburt dabei. Das habe ich mir alles vor zehn Jahren auch nicht vorstellen können. Verheiratet und Vater von zwei Kindern! Daran war gar nicht zu denken!

Ging es dir mit zwanzig nicht so gut wie heute?

Georg: O doch, mit zwanzig Jahren ging's mir noch blendend. Da war ich der felsenfesten Überzeugung, daß ich unbesiegbar bin. Ich war reichlich naiv, ich war fest davon überzeugt, mit Haschisch verbessert man die Welt. Ich hab' mir nichts dabei gedacht, das Zeug unter die Leute zu bringen, ich sah's für mich als so eine Art Berufung. Gleichzeitig war ich ein sehr nüchterner Rechner und konnte gut mit Zahlen umgehen. Angefangen, Haschisch zu rauchen, hatte ich schon lange vorher. Aber mit zwanzig habe ich jemanden kennengelernt, der größere Mengen hatte. Na ja, das Geld reichte ja nie. Ich hab' hin und wieder gejobbt, dann mal was von meinen Eltern bekommen und mal Sozialhilfe, aber um das Haschischrauchen zu finanzieren, reichte es hinten und vorne nicht. Der Freund sagte dann, hier sind hundert Gramm, die kannst du für den und den Preis haben. Es klappte gut, innerhalb von zwei Tagen war das verkauft, und ich hatte noch ein großes Stück für mich nachbehalten. Da war ich also der ganz kühle Rechner. Hab' gedacht, das ist ja eine feine Sache! Noch Geld übrig, das machte natürlich besonders viel Spaß. Bald lernte man mehr Leute kennen, die umgesetzten Mengen wurden größer. Die Abnehmer nahmen immer mehr, das Geld wurde immer mehr, ohne daß ich mir eigentlich richtig bewußt wurde, was ich eigentlich tat. Es kam ständig Geld rein. Ich hatte immer was zu rauchen, und ich brauchte morgens nicht aufzustehen. Ich weiß noch, einmal, das war so ein Erlebnis, da bin ich morgens zum Sozialamt gegangen, hab' mich da zweieinhalb Stunden abgenervt, um 300 Mark zu bekommen, kam nach Hause, da stand schon einer vor der Tür. Als er ging, hatte ich die doppelte Menge verdient. Das Geld floß nur so. Ich hab' das mal aufgeschrieben, mal ganz nüchtern Buch geführt, da hatte ich einmal im Monat einen Umsatz von 'ner Viertelmillion Mark gemacht, davon waren 30 000 bei mir hängengeblieben. Da hab' ich gedacht, ich werd' reich, mit dreißig hab' ich ausgesorgt, dann habe ich meine eigene Insel — so hab' ich gedacht damals!

Wann hast du angefangen, Hasch zu rauchen? Wie bist du in die Szene geraten?

Georg: Mit sechzehn. Da ging mal so ein Joint rum auf einer Fete. Ich hab' auch dran gezogen, aber danach nichts gemerkt. Erst einige Male später hatte ich ein ganz gutes Gefühl dabei. Das Aha-Erlebnis aber war eigentlich, als ich am nächsten Morgen aufwachte. Ich hatte keinen Kater, nicht wie beim Alkohol, wo es mir zwei Tage später noch schlechtging! Da dachte ich mir, Hasch kann ja nichts Schlimmes sein, Alkohol ist ja viel schlimmer. Es war dann auch die Zeit, als ich anfing, Probleme mit dem Alkohol zu kriegen. Als ich mit Leuten befreundet war, wo es gang und gäbe war, daß jeden Tag in der Runde eine Flasche Whisky leer gemacht wurde. Da war ich so sechzehn, siebzehn Jahre alt. Richtig mit dem Rauchen ging es los, als ich achtzehn war und von zu Hause auszog. Ich hab' dann in der Nähe von so einer Drogenkneipe gewohnt, das war dann der richtige Einstieg, wo man auch die interessanten Leute kennenlernte, die alle so in den Tag hineinlebten und trotz-

71

dem immer genug Geld in der Tasche hatten. Das war das Leben, das ich mir erträumte. Reich werden ohne viel Arbeit!

Das hattest du mit 21 gewissermaßen ja auch erreicht, als du 30 000 Mark im Monat verdientest. Wenig Arbeit, viel Gewinn — keine Probleme?

Georg: Das Problem war, daß ich gar nicht gemerkt hab', mit was für Streß der Haschischhandel verbunden war. Ich hab' von morgens bis abends nur gekifft wie ein Blöder, war vollgeraucht, war aber trotzdem vierzehn bis sechzehn Stunden auf den Beinen. Es mußte ja alles organisiert werden. Es waren so an die hundert Leute, die ich beliefert hab'. Und es waren da drei, vier Leute, die mich beliefert haben. Das war nicht so, daß ich dabei nur ein ruhiges Leben gehabt hab'.

Hattest du keine Angst, daß deine Deals auffliegen könnten? Daß du im Gefängnis landen würdest?

Georg: Nein, überhaupt nicht. Das war das Größte dabei. Ich war felsenfest überzeugt, daß ich so vorsichtig bin.

Wie lief das eigentlich? Kamen die Kunden zu dir in die Wohnung? Oder orderten sie das Haschisch per Telefon?

Georg: Sie kamen zu mir in die Wohnung. Per Telefon lief nichts. Wenn jemand angerufen hat, wurde gleich wieder aufgelegt. Da lief gar nichts. Richtig übel wurde es dann, als ich einen Franzosen kennenlernte. Bei dem kaufte man sehr gut und sehr billig. Da war ich dann schon so kaputt, daß ich nicht mehr aus dem Sessel hochkam, Termine hatte, aber keine Lust verspürte, hinzugehen. Da meinte der Franzose, wenn du so schlapp bist, probier doch mal dieses Zeug hier. Damit meinte er Koks. Das weiß ich noch, als wenn es gestern gewesen wäre. Er hat mir 'ne Nase gemacht, ich sie mir reingezogen, und innerhalb von fünf Minuten war ich so obenauf, daß ich dachte, ich kann die Welt aus den Angeln heben. Das war dann auch genau der

Punkt, an dem ich alles aus der Kontrolle verloren habe, an dem ich gesagt habe, jetzt habe ich meine Droge gefunden. Das war im Sommer 1983. Auf jeden Fall ging es dann richtig los. Da war auf einmal Kokain angesagt. Das ging so schnell, daß ich schon bald jeden Tag ein Gramm brauchte. Und damit ging auch das ganze Geld wieder drauf. So allmählich verlor ich dann den Überblick. In dem Maße, in dem sich mein Selbstbewußtsein steigerte und ich glaubte, alles noch viel besser unter Kontrolle zu haben, in dem Maße ging es bergab. Hinzu kam: Dadurch, daß ich schon frühmorgens anfing, Koks zu schnupfen, konnte ich abends nicht mehr schlafen. Und da ging's dann los, daß ich abends Schlaftabletten nehmen mußte. So fing der Teufelskreis an. Abends nahm ich Valium und Lexotanil, und dummerweise kannte ich auch noch jemand, der im Krankenhaus gearbeitet hat, der brachte dann die Kaffeegläser voll mit allen möglichen Tabletten nach Hause. Das ging dann so weit, daß ich schon morgens Valium nehmen mußte, das war dann nur noch ein Kreislauf; Valium, Koks, Bier, Hasch, alles auf einmal genommen.

Da war es doch bestimmt vorbei mit dem Dealen?

Georg: Nein, ich stand noch immer auf den Füßen, hab' Geschäfte abgewickelt, drehte nur so langsam im Kopf ab . . .

Fiel es deinen Freunden und Bekannten nicht auf, mit denen du Geschäfte machtest?

Georg: Die waren doch alle mit dabei. Alle, die ich damals kannte, hatten in irgendeiner Weise mit Drogen zu tun. Das waren alles Konsumenten. Ich kam auch immer mit dem Geld aus. Es blieb sogar noch Geld über. Ich hab' Wertgegenstände angeschafft, Gold und Schmuck. Ich hatte zwei Videorecorder und zwei Farbfernseher zu Hause. Ich dachte, das geht immer so weiter. Ich hab' auch gar nicht gemerkt, wie dann plötzlich die Polizei vor der Tür stand. Vierzehn Tage lang hatten die mich beschattet. Schließlich kam ein Typ an, wollte hundert Gramm kaufen, mit Geld in der Hand. Daß mich das nicht mißtrauisch gemacht hat — so was wäre mir ein Jahr vorher nicht passiert. Auf den Scheinen war auch noch hinter jede Nummer ein Haken mit dem Kugelschreiber gemalt. Da fehlte nur noch der Stempel »Polizeigeld« drauf. Und ich hab' das nicht gemerkt! Ich hab' das Gift verkauft, und als ich das Geld in der Tasche hatte und den Typ rauslassen wollte, da stürmten die Polizisten dann rein. 20. April 1983. Das weiß ich noch genau. Das war's dann erst mal!

Was heißt das?

Georg: Das heißt, daß ich dann erst mal sechzehn Monate weg war. Ich hab' zwei Jahre gekriegt. Im Knast bin ich dann wieder zur Besinnung gekommen. Das war ja das erste Mal, daß ich damit richtig auf die Schnauze gefallen war. Auf frischer Tat ertappt, mit hundert Gramm Haschisch. Sie wollten auch an meine Quelle ran. Der Typ, von dem ich es gekriegt hatte, war ein sehr guter Freund von mir, und an den wollten sie ran. Aber den hab' ich ihnen nicht ausgeliefert. Das war eine Sache, die damals nicht für mich lief — das haben sie mir besonders angelastet und mir dann die Höchststrafe aufgebrummt, eben zwei Jahre.

Das harte Urteil hat dich umgehauen? Glaubst du, eine mildere Bestrafung hätte dir bessere Chancen gegeben?

Georg: Damit hatte ich wirklich nicht gerechnet. Ich dachte, ich geh' ein paar Wochen in Untersuchungshaft und krieg' dann Bewährung. Aber es war dann so, daß ich erst mal drei, vier Monate in Untersuchunghaft kam, und in den Monaten war ich eigentlich schon zur Besinnung gekommen. Ich hatte die Schnauze so voll, daß ich mir gesagt hab', wenn ich jetzt Bewährung bekomme, rühr' ich nie wieder was an. Da bin ich heute auch noch sicher, daß ich es tatsächlich gepackt hätte. Ich hatte nach meinem ganzen

Drogenkonsum komischerweise keinen Entzug bekommen, deswegen war ich zu dem Zeitpunkt auch überzeugt, ich hab' das alles unter Kontrolle. Nachdem ich dann mein Urteil bekommen hab', haargenau an meinem 23. Geburtstag — das war ein nettes Geburtstagsgeschenk, wie 'ne Ohrfeige —, da war ich richtig fertig. Als ich das verdaut hatte, dachte ich, ihr wollt ja nicht, daß ich von der Sucht wegkomme. Wenn ihr mich zum Verbrecher machen wollt, dann könnt ihr mir alle mal: Dann werd' ich einer. So eine richtige Trotzreaktion. Im Knast lief es dann auch gleich mit richtig harten Sachen weiter.

Wie bist du im Gefängnis darangekommen?

Georg: Man muß nur das nötige Kleingeld haben, dann kommt man an alles ran. Das hatte ich. Bei der Verhaftung konnten sie mir das Geld nicht abnehmen, das ich in der Wohnung hatte, sie konnten mir nicht nachweisen, daß ich es durch Dealen verdient hatte. Dann hab' ich also gedacht, wenn ihr es so wollt, könnt ihr mich so haben. Hinzu kam noch, daß ich erfahren hab', daß die Frau, mit der ich damals zusammen war, alles abgeräumt hatte, was draußen an Wertgegenständen existierte. Das waren so 40- bis 50 000 Mark insgesamt. Das hat mir dann den Rest gegeben. Später kam ich in den offenen Vollzug, und von da aus ging's gleich los, da hatte ich erst mal Urlaub. Da hab' ich dann gleich Haschisch reingeschmuggelt und hab' angefangen, drinnen Geschäfte zu machen. Es ist immer gutgegangen.

Wurdest du denn nicht kontrolliert?

Georg: Sicher, ich bin ständig kontrolliert worden. Weil sie mich im Verdacht hatten, mußte ich mich immer bis auf die Unterhose ausziehen. Aber ich hatte so meine Tricks, entweder die Backen voll oder das Zeug geschluckt. Da sind die nie drauf gekommen. Als ich rauskam, lernte ich gleich eine Frau kennen, die ich bald danach geheiratet hab'. Die war auf der Nadel, und sie wollte eigentlich aufhören mit dem Drücken. Auf jeden Fall ist sie aber nie ganz davon weggekommen. Sie hat auch noch Tabletten genommen — mit mir gemeinsam. Eigentlich wollte ich auch davon wegkommen, aber es ging dann auch mit mir immer weiter. Der Freund von mir, den sie damals eigentlich hätten haben wollen, den ich aber nicht verpetzt hatte, holte mich bei meiner Entlassung im 280er Mercedes ab, wie im Film. Ich stieg hinten ein, und da war auch schon jemand, der Gift für mich hatte. Das Gefängnis war noch in Sichtweite, da war ich schon wieder voll wie in alten Zeiten.

Hast du dann auch weiter gedealt?

Georg: Ja, das ging ja schon im Knast los.

Du wußtest, daß deine Frau Heroin spritzte. Hast du ihr das Geld dafür gegeben?

Georg: Sie ist anschaffen gegangen. Das wußte ich auch.

Und das hat dich nicht gestört?

Georg: Das machte mir eigentlich nichts aus. Ich hatte, als ich vorm Knast gedealt hatte, viel mit Prostituierten geschäftsmäßig zu tun. Ich hab' dabei festgestellt, daß die Frauen durch die Bank voll in Ordnung waren. Für mich war es zu dem Zeitpunkt ein Beruf wie jeder andere. Ich hab' gedacht, ich verkauf' Dinge, die mich in den Knast bringen können, und die verkaufen halt ihren Körper. Das war ein Geschäft und nichts weiter. Wir hatten dann eine eigene Wohnung, ich dealte, und meine Frau ging anschaffen. Das lief bombastisch. Die alten Bekannten haben mich gleich wieder unterstützt, die haben mir den Stoff gleich kiloweise, ohne daß ich ihn bezahlen mußte, hingelegt.

Hattest du keine Angst vor der Polizei, du warst ja schon mal aufgefallen?

Georg: Doch, ich bin auch etwas vorsichtiger geworden, hab' alles ein bißchen profihafter gemacht, hatte nur kleine Mengen bei mir.

Wie lange ist das gutgegangen?

Georg: Bis Oktober 1984, ein starkes Jahr. Da war ich auch schon wieder richtig drauf, und wieder das alte Spielchen, bin leichtsinniger geworden. Irgendwann stand dann die Polizei wieder vor der Tür, die haben auch größere Mengen gefunden. Das war dann so ein Schock für mich, daß ich gesagt hab', so, jetzt läuft nichts mehr. Ich hab' gesagt, was wollt ihr wissen? Ich hab' in dem Moment gedacht, wenn ich jetzt noch mal in den Knast komme, das ist mein Ende. In den Knast will ich nicht mehr. Als ich im Polizeipräsidium saß, da dachte ich, ich hab' jetzt noch acht Monate Bewährung offen. Die muß ich sowieso absitzen, jetzt muß irgendwas geschehen, denn ich konnte mit drei, vier Jahren Gefängnis rechnen, bei der Menge, die sie gefunden hatten. Dann hab' ich ihnen also zwei Leute ans Messer geliefert. Das hat mir gebracht, daß ich nicht in den Knast mußte. Ich hab's getan, um meine Haut zu retten.

Hattest du Angst vor Rache, nachdem du die beiden verpfiffen hattest?

Georg: Ja, das war ein ganz komisches Gefühl. Ich hab' dann unbewußt auch alles versucht, um mich um die Ecke zu bringen. Ich hab' Tabletten und Alkohol in Mengen genommen, das war eigentlich schon die Schwelle zum Abklappen. Die einzige Energieleistung war noch, daß ich ganz schnell eine andere Wohnung gesucht hab'. Und danach war ich von morgens bis abends völlig weggetreten.

Ist deine Frau mit dir gekommen?

Georg: Ja. Sie hat dann nicht mehr angeschafft und gedrückt. Wir haben irgendwie von Ärzten Tabletten bekommen.

Für uns ist so wichtig zu erfahren, wie du von der Sucht losgekommen bist. Wie du in die Langzeittherapie gegangen und geheilt worden bist.

Georg: Es ging erst noch ein paar Wochen mit den Tabletten weiter, und zwar so exzessiv, daß ich nicht mehr wußte, wo oben oder unten ist. Dann kam der Tag, an dem ich in die Wohnung kam und Wahnvorstellungen kriegte. Ich war der Meinung, da steht jemand mit der Knarre und legt auf mich an. Ich hatte ja auch Paranoia wegen der Leute, die ich verpfiffen hatte. Ich war der Meinung, das einzige, was mich retten könnte, wäre ein Sprung aus dem Fenster. Ich bin aus dem zweiten Stock gesprungen, ich war so voll, ich hatte bestimmt vierzig Lexotanil drin und acht Biere dazu. Ich bin auf die Füße geknallt und hab' mir beide Beine und das Becken gebrochen. Als ich im Krankenhaus wieder zu mir gekommen bin, hab' ich mir meine Jacke geben lassen, alles durchsucht, die Tabletten rausgenommen und den Arzt gerufen. Ich hab' ihm die Tabletten in die Hand gedrückt und gesagt, machen Sie damit, was Sie wollen. Ich nehme sie nicht mehr. Das war so ein Erlebnis — als ich wieder klar war, da hab' ich gewußt, da hat mich der liebe Gott beim Schlafittchen genommen und hat mich da rausgesetzt. Noch eine Chance auf ein gutes Ende also. Vierzehn Tage hab' ich dann einen Entzug gehabt, das war das Heftigste, was ich mir überhaupt vorstellen kann. Mit gebrochenen Beinen flach liegen und so eine Art epileptische Anfälle kriegen, das war so, daß ich vor Schmerzen geschrien und geheult habe. Meine Frau hatte dieses Erlebnis nicht, die hat weitergemacht.

War es für dich dann wirklich das Ende deiner Drogenabhängigkeit?

Georg: Ich habe meiner Bewährungshelferin gesagt, ich möchte da raus, aufhören. Der sozialtherapeutische Dienst hat dann alles für mich in die Wege geleitet für die Therapie. Ich kam dann aus dem Krankenhaus und mußte mich noch ein halbes Jahr auf Krücken bewegen, mit vielen Schmerzen, das war die reine Hölle.

Du konntest also nicht gleich in die Therapie gehen?

Georg: Nein, ich wurde im Juni aus dem Krankenhaus entlassen, und erst im nächsten Februar kam ich in die Entgiftung, so lange hatte es sich hingezogen. Und ich wollte vor allen Dingen auch auf meinen eigenen Füßen in die Therapie gehen.

Und in dem halben Jahr hast du keine Drogen genommen?

Georg: Ich hab' ab und zu mal ganz kräftig einen gesoffen, auch noch ein bißchen geraucht, aber nichts anderes, auch keine einzige Tablette angerührt, obwohl ich sie zu Hause vor Augen hatte, weil meine Frau sie weiterhin genommen hat. Ich bin dagegen richtig allergisch geworden, das bin ich auch heute noch. Ich bin eigentlich ein friedlicher Mensch, aber damals hab' ich meine Frau nach Strich und Faden verprügelt. Ich hab' regelrecht Anfälle bekommen, wenn ich sie da total breit gesehen hab', ich hab' mich dann irgendwie in ihr gesehen. Es war so eine Art Spiegel, ich konnte mich nicht mehr sehen! Ich hatte einen Ekel, und ich hab' sie auch derartig böse verdroschen, das war sehr heftig, das war nicht schön, was ich da gemacht habe. Aber ich konnte mich nicht mehr steuern. Ich hab' die Dinger auch genommen und ins Klo gespült, immer, wenn ich sie gefunden habe, hab' ich sie weggeschmissen. Sie wollte dann auch mit in die Therapie.

Du sagtest, du mußtest erst in die Entgiftung, was ist das genau?

Georg: Das muß jeder machen, der dort in die Therapie geht, der muß vierzehn Tage vorher ins Krankenhaus, da ist eine spezielle Abteilung für Süchtige. Es ist ja so, daß die meisten Leute, die zur Therapie kommen, auf Heroin sind und sich am Abend vorher noch den letzten Druck setzen. Man soll also immer, wenn man in die Therapie geht, den körperlichen Entzug hinter sich haben. Das Gift soll aus dem Körper raus sein. Denn in der Therapie geht es nicht um den körperlichen, sondern um den seelischen Entzug. Die seelischen Probleme, die zur Drogeneinnahme geführt haben, sollen in der Therapie beseitigt werden.

Hast du dir die Therapieeinrichtung selbst ausgesucht?

Georg: Wir kriegten vorweg die Konzepte von sämtlichen Einrichtungen in unserem Raum. Da haben wir uns das rausgesucht, von dem wir dachten, daß es für uns das Beste ist. In der Therapie haben meine Frau und ich uns das erste Mal ohne Drogen kennengelernt und festgestellt, daß wir gar nicht zueinander passen, das heißt, sie war der Meinung. Sie wollte dort mit einem anderen zusammensein. Dazu muß ich noch sagen, daß ich fast das Gefühl hatte, vielleicht brauch' ich die Therapie gar nicht mehr, ich hab' ja schon ein halbes Jahr drogenfrei gelebt. Man überschätzt sich da wahnsinnig. Es hängt ja viel mehr damit zusammen, als keine Drogen zu nehmen. Man muß ja auch erst mal lernen, sein Leben wieder in die Reihe zu kriegen. Das hatte ich ja noch längst nicht im Griff. In den ersten drei Monaten hab' ich mir alles mehr oder weniger skeptisch dort angeguckt, bin mehr so mitgelaufen. Dann kam der Punkt, an dem meine Frau mich verlassen hat, und das tat doch sehr, sehr weh. Es war so, daß ich der Beziehung irgendwie naiv gegenüberstand und der Meinung war, wir sind doch verheiratet, und das war für mich eine ernste Sache. Das heißt, daß man Probleme nicht dadurch löst, daß man sagt, gut, dann trennen wir uns eben, wenn man auf einer bestimmten Ebene nicht mehr miteinander klarkommt, sondern dann löst man sie gemeinsam und sucht nach einem Weg. Na ja, und den wollte sie eben nicht mehr finden, da hab' ich mir ernsthaft überlegt, die Therapie abzubrechen. Ich dachte, ich würde das gar nicht aushalten, sie die ganze Zeit dort mit einem anderen zu sehen, das war für mich unvorstellbar, so etwas durchzuhalten.

Und was hat dann geholfen, es doch durchzuhalten?

Georg: Gott sei Dank hatte ich dort einen sehr guten Therapeuten, zu dem ich großes Vertrauen hatte. Der hat mich dann von Tag zu Tag wieder ein bißchen aufgebaut. Und irgendwann habe ich gemerkt, ich schaffe es, irgendwas passiert da. Ich habe Kräfte in mir gespürt, die etwas bewirken konnten. Das war für mich ein ganz spannendes Erlebnis, zu merken: Ich selber kann etwas bewirken, in der Lage zu sein, bei mir etwas zu verändern. Das ist ja eine Grundvoraussetzung, um so eine Therapie machen zu können. Im nachhinein muß ich sagen, daß man so eine Langzeittherapie nur erfolgreich durchlaufen kann, wenn man mindestens einmal an dem Punkt gewesen ist, an dem man gesagt hat, so, ich breche sie jetzt ab. Bei mir war es so, daß ich erst mal mit meinen Gefühlen klarkommen mußte. Zulassen, daß mir etwas weh tat, und es auch zu zeigen. Denn am Anfang hab' ich den ganz Harten gespielt. In der Gruppe hab' ich gesagt, na, wenn die Frau nicht mehr will, dann soll sie mich. Innen drin war ich aber völlig fertig. Es gab dann ja nur die Alternative, da durchzugehen und alles rauszulassen, und das hab' ich gemacht. Erst mal in einer kleinen Gruppe mit Leuten, die ich mochte, zu denen ich Vertrauen hatte. Und da habe ich gemerkt, daß es mir gut dabei ging. Ich hab' getobt und gebrüllt wie ein Weltmeister. Das ging auf einmal, da kam viel von dem ganzen Frust raus, und ich fühlte mich hinterher tatsächlich besser. Das hat mir dann auch viel Selbstvertrauen gegeben. Das konnte meine Frau irgendwie nicht verkraften. Vorher war sie diejenige, die in der Therapie ein Stück weiter war, die stärker wirkte. Und auf einmal konnte sie es nicht verkraften, daß ich es so gut gepackt habe. Dann kam es zu einem Drama. Leute, die schon weiter waren und aus dem Haus in die Stadt gehen durften, sind rückfällig geworden, auch meine damalige Frau. Fünf von acht sind rückfällig geworden.

Haben sie danach die Therapie verlassen?

Georg: Ja, das mußten sie. Irgendwie haben sie den Eindruck erweckt, daß sie breit waren. Da hieß es Urinkontrolle. Jeder mußte ran. Danach bekam ich eine unheimliche Verantwortung für alle, die dann neu in die Gruppe kamen. Es war so, daß wir uns selbst versorgt haben, wir haben selber die Einkäufe organisiert, das blieb alles an mir hängen. Wir waren sechzehn bis achtzehn Leute in der Gruppe. Es gab insgesamt vier Stufen. Eine sogenannte Beobachtungsstufe, die dauert vier Wochen. In diesen Wochen sollte man sich entscheiden, ob man die Therapie machen will und ob die Gruppe mit demjenigen die Therapie machen will. In der Gruppe waren fünf Therapeuten. Danach muß man einen Antrag auf die nächste Stufe stellen. Da muß man vor der Gruppe begründen, warum man das alles machen will und glaubt, daß man soweit ist. Die Gruppe und der Therapeut treffen dann die Entscheidung, ob man in die Stufe zwei aufgenommen werden kann. Dort hat man auch die Mitverantwortung für das Haus. Man kauft ein, darf zu dritt das Haus verlassen, man hat also schon mehr Freiraum. Danach kommt die Stufe drei. Man unterliegt hier keinerlei Beschränkungen mehr, außer, nachts im Haus zu schlafen. Man muß auch noch an bestimmten Gruppensitzungen teilnehmen, aber man kann alleine in die Stadt. In der Stufe drei darf man auch das erste Mal wieder nach Hause fahren, wenn man möchte. Wenn man die Stufe drei durchlaufen hat, geht man in die sogenannte Nachsorge. Dort soll man dann noch mal sechs Monate bleiben, eigentlich.

Was meinst du mit eigentlich?

Georg: Daß ich es nicht gemacht habe. Aber erst noch mal zurück zur Stufe zwei, wo ich die Verantwortung für die gesamte Gruppe hatte. Das hat mich eigentlich noch ein ganzes Stück weiter aufgebaut. Im Prinzip habe ich meine alten Fähigkeiten wieder genutzt. Ich war zum Beispiel immer ein guter Kaufmann, und auf einmal hatte ich mit dem Geld der Gruppe zu arbeiten. Da bin ich richtig wieder aufgelebt, mit Rechnen und Kalkulieren hier und da. Darüber hinaus hab' ich auch mehr Einblick in die ganze Therapie bekommen, was da eigentlich gespielt wird, wie alles so abläuft. Und nachdem man mich ziemlich lange in der Stufe zwei hat schmoren lassen, kam ich schließlich in die Stufe drei. Aber ich wußte eigentlich nicht, was mir das noch weiter bringen sollte.

Du bist also allein für die Gruppe einkaufen gegangen und hattest relativ viel Geld bei dir. Bist du nie wieder in Versuchung gekommen, dafür Gift zu kaufen?

Georg: Nein, nie hab' ich daran auch nur einen Gedanken verschwendet. Den einzigen Luxus, den ich mir beim Einkaufen geleistet hab', war, beim Essen ein wenig auf meinen eigenen Geschmack einzugehen. Ansonsten nichts, denn eins wußte ich zu dem Zeitpunkt genau: Ich will nie wieder in den Knast. Ich hab' mir immer zwar die Möglichkeit offengelassen, wenn ich die Therapie beendet habe, werd' ich mal wieder eine Pfeife rauchen. Ich habe nicht »nie wieder« gesagt. Aber auf keinen Fall wollte ich je wieder in den Knast. Mein kaputter Fuß hat mich auch immer daran erinnert, wo ich mal gelandet bin. Das war sehr wichtig für mich.

Hast du deine Frau nach der Therapie wiedergesehen?

Georg: Meine Frau war eine der zahlreichen Drogentoten in diesem Jahr. Ich habe sie vorher noch einmal gesehen, um ein paar Formalitäten zu besprechen . . . In der Therapie ging es dann so weiter, daß ich meine jetzige Frau kennenlernte, die kam in die Beobachtungsstufe. Nachdem sie vierzehn Tage dort war, fanden wir zusammen, und wir merkten ziemlich schnell, daß wir auf derselben Wellenlänge liegen. Es war uns gleich klar, daß wir zusammenbleiben wollten. Sie wurde in die Stufe eins aufgenommen, und ich war schon auf dem Sprung aus dem Haus, mich nervte alles, und ich merkte deutlich, daß mir alles nichts mehr brachte. Zu dem Zeitpunkt war ich ein gutes Dreivierteljahr dort. Ich hatte das Schema begriffen, ich konnte gegensteuern, weil ich wußte, was da passiert. Wenn ich weiß, was mein Therapeut von mir erwartet, kann ich das Gespräch manipulieren. Wenn ich das kann, bringt es mir nichts mehr. Es kam dann so, daß meine jetzige Frau und ich ein sehr inniges Verhältnis zueinander fanden und viel zusammen waren.

Wurde das toleriert?

Georg: Nein, eben nicht, und das war der springende Punkt. Es lief darauf hinaus, daß die unsere Beziehung irgendwie auseinanderbringen wollten. Da haben wir gesagt, wir hauen zusammen ab. Meine Frau war vorher auf Heroin, aber nicht lange. Für sie war klar, daß sie die Therapie nicht weitermachen wollte, weil sie das Gefühl hatte, es bringt ihr nichts. Und ich mußte es bis zur Nachsorge schaffen, die Stufe drei abschließen. Wir hatten Pläne gemacht, wir wollten nach Berlin, uns eine Wohnung suchen. Ich wollte ins Resozialisierungsprojekt, wir wollten heiraten und Kinder haben. Alles das, was wir tatsächlich geschafft haben, das haben wir damals geplant. Im Februar 1987 sind wir dann abgehauen nach Berlin. Zuerst in meine alte Wohnung. Das war natürlich ein komisches Gefühl. Wir haben in genau dem Zimmer gewohnt, wo ich aus dem Fenster gesprungen bin. Wir wußten, daß wir da schnell rausmußten, das war ganz übel. Ich hatte die Wohnung in der Zwischenzeit auch an einen Typ vermietet, damals war ich ja noch auf Droge, und der Typ rauchte natürlich auch. Wir kamen da also an, und es war das einzige Mal, daß ich noch mal geraucht hab', am Joint gezogen, aber es hat mir nichts mehr gebracht. Ich hatte mir ja die

Entscheidung offengelassen, vielleicht noch mal zu rauchen. Wenn man »nie« sagt, wäre es ein Rückfall gewesen, so hab' ich es einmal versucht und nein gesagt. Mit viel Glück haben wir schon bald eine andere Wohnung gefunden, ein Sozialarbeiter hat uns dabei sehr geholfen. Mit dem bin ich heute noch befreundet, er war auch unser Trauzeuge. Das wurde aber auch Zeit, meine Frau ist in der Bude fast ausgerastet. Die Wohnung war so dreckig und von Drogenleuten so heruntergekommen. Am 1. 4. 1987 sind wir in die neue Wohnung eingezogen. Im Dezember wurde ich von meiner ersten Frau geschieden, und im Dezember kam auch — drei Wochen zu früh — unser erster Sohn zur Welt. Wir wollten vorher noch heiraten, damit er als eheliches Kind zur Welt kommt. Drei Wochen später, im Januar 1988, haben wir dann geheiratet.

Warst du damals wieder in einer Krisensituation, in der du mit dem Gedanken gespielt hast, wieder mit dem Gift anzufangen?

Georg: Nein. Krisen gab es, aber ich stand nie vor der Entscheidung, sie mit Drogen zu lösen. Auch meine Frau nicht. Wir haben ja einiges bei den Behörden durchstehen müssen, was die Hilfestellung anbelangt. Wenn wir unseren Sozialarbeiter nicht gehabt hätten, wäre alles viel schlimmer gewesen. Es waren alle so feindlich eingestellt. Zum Beispiel wollten wir uns einen Dringlichkeitsschein für die Wohnung besorgen. Und diese furchtbare Person bei der Behörde wollte ihn uns nicht geben. Sie sagte, so geht das nicht. Sie haben eine Therapie abgebrochen, und Sie nehmen keine Drogen mehr? Da kommen Sie mal in einem Jahr wieder, und wenn Sie dann immer noch keine Drogen nehmen, kriegen Sie auch den Schein. So lief das ab, das war schon übel.

Würdest du Leuten, die — wie du — weg wollen von den Drogen, empfehlen, eine Langzeittherapie zu machen?

Oder hältst du andere Möglichkeiten für erfolgversprechender?

Georg: Das kommt drauf an, das kann man so pauschal nicht sagen. Für mich war diese Therapie genau richtig, weil ich dadurch gemerkt habe, was für Kräfte in mir ruhen. Wozu ich fähig bin, was ich an positiven Dingen auf die Beine stellen kann. Wenn man von Drogen loskommen will, ist der feste Wille erst mal ausschlaggebend. Wenn jemand sagt, ich will es nur mal so versuchen, dann soll er keine Langzeittherapie machen. Jemand muß ganz knallhart begriffen haben, wohin der Weg führt, wenn er weiter Drogen nimmt. Ich hätte tot sein können nach meinem Sprung aus dem Fenster. Und ich habe gewußt, wenn ich mit den Drogen weitermache, dann kommt es auch so weit. Das hat sich in mein Bewußtsein eingebrannt. Das ist auch heute noch da. Ich überlege mir zum Beispiel heute zehnmal, ob ich eine Kopfschmerztablette nehmen soll. Ich hab' eine Abneigung dagegen.

Sind andere, die du aus der Langzeittherapie kennst, clean geblieben?

Georg: Schwer zu sagen. Es war eine Frau in der Therapie, die war HIV-positiv und die hat die Therapie durchgezogen, das hab' ich sehr bewundert. Sie hat sich leider lange nicht bei mir gemeldet, ich hatte ihr mal geschrieben und auch Bilder von dem Baby geschickt.

Kontakt zu früheren Junkies hast du nicht mehr?

Georg: Nein. Es ist auch besser so. Wir sind jetzt in eine größere Wohnung gezogen, haben zwei Kinder. Das ist auch der Abschluß der Familienplanung. Mehr sollten es nicht werden. Allerdings kommt Abtreibung für uns auch nicht in Frage.

Zum Schluß noch eine Frage: Über dein Verhältnis zu deinen Eltern haben wir nicht gesprochen. Wollen wir es dabei belassen?

Georg: Nein, meine Eltern sind für mich immer ein großer Halt gewesen. Sie haben mich nie fallenlassen. Sie waren in jeder Phase da. Das war sehr gut für mich. Gleichzeitig habe ich aber in der Therapie festgestellt, daß sie auch Verantwortung mittragen für das, was mit mir passiert ist, daß es so weit mit mir gekommen ist. Wir sehen uns heute öfter, sie sind sehr liebevolle Großeltern. Ich hab' in der Therapie festgestellt, daß der Drogenhandel, daß ich es damit so weit gebracht habe, erstrangig für mich war, die Drogeneinnahme eigentlich zweitrangig. Ich hab' versucht, durch den Drogenhandel meinen Eltern zu zeigen, daß ich in der Lage bin, auf einem bestimmten Gebiet was zu leisten. Das heißt, daß ich einen bestimmten Erwartungsdruck, dem mich meine Eltern immer ausgesetzt haben, daß ich versucht habe, ihn zu erfüllen. Das Versagen, das mir meine Eltern immer unbewußt vorgeworfen haben, konnte ich auf diesem Gebiet, das ich exzessiv betrieben habe, widerlegen. Im Unterbewußtsein wollte ich es meinen Eltern besonders recht machen.

Dirk
Ich war echt ein korrekter Dealer

Dirk ist 24 Jahre alt und sieht aus wie der Junge von nebenan: unauffällig gekleidet, groß gewachsen, kurzer Haarschnitt. Er kann seine Nervosität in keiner Phase unseres Gesprächs verbergen, auch wenn er sie oft mit einem Lächeln zu überspielen versucht. Er kann seine Hände nicht ruhig halten; er raucht Zigaretten, greift zu einem Stück Obst oder zur Kaffeetasse. Dirk erzählt pausenlos und rutscht dabei auf dem Sofa hin und her.

Wann immer wir dich sehen, hast du ein paar Bücher unterm Arm. Du liest offenbar sehr viel, hast du besondere Interessen?

Dirk: Ich lese alles, was mir so unter die Finger kommt. Immer, wenn ich Zeit habe, zum Beispiel auch in der Bahn, überall. Im Moment lese ich fünf Bücher gleichzeitig, von Massage bis Marx, alles verschiedene Themen. Besonders interessieren mich Gesundheitsbücher. Ihr wißt ja, ich habe eine einjährige Ausbildung zum Krankenpflegerhelfer gemacht. Im letzten Schuljahr hab' ich mich bei mehreren Krankenhäusern in Norddeutschland beworben, weil ich gern etwas mit Menschen zu tun haben wollte, Menschen betreuen, pflegen . . .

Hast du während dieser Ausbildung damit begonnen, Heroin zu spritzen?

Dirk: Ja, das fing etwa zur gleichen Zeit an. Vielleicht sollte ich mal erzählen, wie es sich entwickelt hat. Also, in der neunten Klasse bin ich mal sitzengeblieben; ich hatte zu

Hause immer totalen Streß mit meiner Mutter. Den Volks-
schulabschluß hab' ich dann mit 3,5 Durchschnitt gemacht, und dann sollte ich was lernen. Mit der von mir ge-
wünschten dreijährigen Krankenpflegerlehre hat es leider
nicht geklappt. Daraufhin hab' ich eine Elektrolehre gemacht. Das war ein ganz derber Betrieb, wo ich nicht mal
rauchen durfte. Auch auf der Baustelle nicht. Die anderen
haben immer Bier getrunken, aber ich durfte nicht mal rauchen, obwohl ich schon achtzehn war. Nach neun Tagen
hat dann einer auf der Baustelle zu mir gesagt, entweder du
machst deine Zigarette aus, oder du gehst nach Hause. Da
bin ich nach Hause gegangen, aber da war natürlich Terror
angesagt. Deshalb bin ich zu einem Freund, der eine kleine
Wohnung hatte, dort konnte ich bleiben. Das war dann
auch der Ausstieg von zu Hause. Wir haben dann echt ein
duftes Leben zusammen gehabt, er war so in einer Hasch-
clique, da haben wir ein bißchen geraucht, und zwischendurch hab' ich auch mal gearbeitet, um etwas Kohle ranzu-
schaffen. Und dann kam leider die Geschichte mit den beiden ominösen Gestalten in einer Drogenkneipe.
Die haben dich als Dealer verhaftet?
Dirk: Ja. Wir hatten damals deutsches Gras, teilweise umsonst gekriegt über jemanden, den wir über zwei Ecken
kannten, der auf dem Lande wohnte. Die beiden Typen in
der Kneipe fanden das gut und wollten was von mir kaufen.
Erst kleine Mengen, dann hundert Gramm, dann zwei Kilo.
Dabei war das Zeug nicht gut, du hast 'nen Brummschädel
gekriegt, wenn du das rauchtest. Es hat sich dann rausge-
stellt, daß das zwei Polizeibeamte waren. Ich hatte schon
vorher mit einem Freund überlegt, daß irgendwas an der
Sache komisch war. Aber als einer der Typen mir 6000
Mark in kleinen Scheinen unterm Tisch in der Kneipe
zeigte, dachte ich nur noch an das Geld. Ich brauchte es ja,
denn mein Freund hatte mich immer versorgt, und ich

fühlte mich verpflichtet, auch mal wieder was einzubringen. Ich wurde dann auf der Stelle verhaftet.

Wie ging es dann weiter?

Dirk: Ich bin eingebuchtet worden, weil ich so dumm war und dem Haftrichter erzählt habe, daß ich mich mit meiner Mutter nicht verstehe und bei einem Freund wohne, also wegen Fluchtgefahr, ohne festen Wohnsitz. Bis dahin hatte ich mir nichts zuschulden kommen lasen, nur ein paar Monate Hasch geraucht — und Alkohol getrunken. Alkohol schon mit vierzehn oder fünfzehn Jahren. Wenn es zu Hause ganz schlimm wurde, habe ich mir Bier geholt und in mich reingeschüttet, obwohl ich es gar nicht mochte; dann war ich so betäubt, daß es einigermaßen ging. Das Problem, das oft angesagt war, war eine Fünf in der Mathematikarbeit. Meine Mutter hat im Supermarkt gearbeitet und kam in der Mittagspause nach Hause, dann hat sie mich zur Sau gemacht. Anschließend mußte sie wieder zur Arbeit. Aber da war immer die Belastung da, daß abends noch was passiert. Das hat mich am meisten fertiggemacht, tagsüber zu wissen, abends kommt noch was. Ich wußte, mein Vater kommt um zehn vom Spätdienst, so lange mußte ich dann warten, auch wenn ich schon im Bett lag. Immer diese Abläufe: Die Haustür geht auf, er kommt die Treppe hoch, dann die Stimme meiner Mutter. Er stürmt rein und hat dann noch mal voll genervt und was verteilt, weil er auch keinen Bock hatte, sich ernsthaft mit mir auseinanderzusetzen.

Was hat er dann genau mit dir gemacht?

Dirk: Schläge verteilt. Er selber hatte gar nicht so 'nen Bock drauf, glaube ich, aber weil meine Mutter meinte, er müsse mal ein Machtwort sprechen, hat er es getan. Mit Schlägen. Er hätte sich lieber mehr um die Schule kümmern sollen. Er wußte gar nicht, in welche Klasse ich geh', wie meine Lehrerin hieß. Das hat ihn nie interessiert.

Hat deine Mutter dich auch geschlagen?

Dirk: Ja, ja, ich hab' reichlich Schläge gekriegt, mein Vater hat mich sogar mal ausgepeitscht. Das hat er auch nur auf Anordnung von oben gemacht, also auf Anordnung meiner Mutter. Denn meine Mutter kam ja irgendwann mit ihren Schlägen nicht mehr weiter. So mit fünfzehn Jahren wurde es kritisch, nachdem sie schon Dutzende von Löffeln und anderen Geräten an mir kaputtgeschlagen hatte.

Du bist dann also in Untersuchungshaft gekommen?

Dirk: Ja, eine Woche war ich in einer Einzelzelle, ohne Ausgang. Ich wußte gar nicht mehr, was los war. Das Essen konnte ich nicht runterkriegen, weil es so schlecht war. Dann kam ich in die Jugendhaftanstalt, da hatte ich wenigstens Ausgang. Bei der zweiten Haftprüfung wurde ich gefragt, wo wollen Sie denn anschließend hin? Da hab' ich gesagt, zu Freunden, ich kenne viele, die nichts mit Drogen zu tun haben. Aber der Haftrichter meinte, in die Szene können Sie nicht zurück. Dann sagte ich, in dem Fall gehe ich zurück zu meiner Mutter. Aber meine Mutter sagte: Nein, das geht nicht mehr, der ist jetzt ausgezogen. Sie hätte doch einfach ja sagen können, damit hätte sie mir geholfen. Aber sie ist ja echt eine so ehrliche Frau, gesetzestreu und so. Für sie ist ein Diebstahl ein Diebstahl, ob's ein Kaugummi oder sonstwas ist. Geholfen hat sie mir in dieser Situation nicht mit ihrer Ehrlichkeit. Statt dessen hat sie mich im Knast besucht. Sie sagte dann gleich: Dein Vater hat damals schon gesagt, daß du mal unter den Brücken landest. Fing an zu heulen, dann fing ich an zu heulen. Das war ein einziges Gewitter.

Wie hätte deine Mutter dir helfen können?

Dirk: Sie hätte nur einen Zettel unterschreiben müssen, daß ich bei ihr wohne. Wenn ich bedenke, was ich dann für Leute im Knast kennengelernt habe! Echt die Härtesten, quer durch die Reihe, buntes Feld. Ein Typ, der 'ne Oma für fünf Mark abgeknallt hat, ein anderer die Eltern von seinem Freund. Ein dritter hat beim Klauen jemanden in Panik erdrosselt. Und dann natürlich viele Drogis. Viele Verrückte. Im Knast mußte ich sehen, wie ich am besten zurechtkomme. Körperlich war ich nicht so präsent, also hab' ich es birnemäßig gemacht. Man muß in eine Clique kommen. Wenn du ganz allein bist, wirst du zermalmt.

Gab es auch Drogen im Knast?

Dirk: Ja, aber komischerweise hab' ich kaum was davon mitgekriegt.

Was für einer Clique muß man sich denn anschließen?

Dirk: Einer Clique von Dominanten sozusagen. Es gibt immer zwei Parteien, eine, die's total im Kopf haben, und andere in den Muskeln, die's nur mit Gewalt machen. Da sind echt derbe Sachen abgegangen. Ein Deutscher, der war erst sechzehn oder siebzehn, vielleicht ein wenig zurückgeblieben, der hat mit keinem einzigen gesprochen. Da sind am zweiten Tag drei Türken bei ihm rein und haben ihm die Eier so richtig durchmassiert. Einer hat Schmiere gestanden. Und keiner hat eingegriffen. Bei mir haben sie es auch versucht, weil ich mich so gut verhalten hab', weil ich mit niemandem Ärger hatte. Ich wurde aber vorgewarnt. Da hab' ich den Fenstergriff in der Zelle abgebrochen und in die Hosentasche gesteckt. Es kam dann auch einer von den Gorillas an und haute mir im Vorbeigehen in den Magen und sagte: Jetzt bist du fällig! Da hab' ich den Griff aus der Hose geholt und bin auf ihn zugegangen. Ich hab' mir dabei vor Angst fast in die Hose gepißt. Aber der hat ganz schön Angst gekriegt. Das war schon mal gut. Wenn ich nichts dabeigehabt hätte . . .

Wie lange hast du in dem Gefängnis gesessen?

Dirk: Neun Monate.

Wohin bist du nach deiner Entlassung gegangen?

Dirk: Da ich nicht zu meiner Mutter konnte, haben sie mich in ein Resozialisierungslager für ehemalige Knastologen oder werdende Knastologen geschickt. Das war auch ein ganz herber Laden. Die Leute waren nur vom Feinsten. Leute, die irgendwo aufbewahrt werden mußten. Viele hatten Schulden, einer 600 000 Mark, ein anderer hatte jemandem 'ne Flasche über die Birne gehauen. Aber ich hab' mich zum Glück so ein wenig mit einem Sozialarbeiter angefreundet, wenigstens jemand, mit dem ich was anfangen konnte. Dort war ich zweieinhalb Monate. Danach hab' ich mich in einem Krankenhaus vorgestellt, in dem mein Vater früher mal als Pfleger gearbeitet hatte. Er hatte da einen guten Ruf, hatte als Pfleger viel geleistet. Ich wollte da eine einjährige Krankenpflegerhelfer-Ausbildung machen. Die fragten mich, ob ich soziales Engagement habe. Daß ich im Knast war, hab' ich natürlich nicht erzählt, dann hätten die mich wohl nicht genommen. Aber erst mal haben die mir vorgeschlagen, in einem Altersheim zu arbeiten. Ich bin also gleich in die City und hab' ein Altersheim nach dem anderen abgeklappert und hab' dann auch vierzehn Tage in einem gearbeitet. Da hab' ich viele Menschen sterben sehen, mit achtzehn Jahren, aber danach ging es erst richtig los! Im Krankenhaus fing ich an, in der Psychiatrie zu arbeiten. Und was so in Krankenhäusern geklaut wird! Nahrungsmittel, Geschirr und vor allen Dingen Medikamente, unglaublich!

Hat dir die Arbeit dort Spaß gemacht?

Dirk: Der Umgang mit Menschen schon, aber was ich mir sonst da alles so ansehen mußte, nein! Viele lagen ja auch wegen Drogen in der Psychiatrie.

Hast du dir Zugang zu harten Drogen verschafft?

Dirk: Ich hab' dort im Krankenhaus meine jetzige Freundin Birgit kennengelernt. Sie hat damals ziemlich viel Tabletten genommen, hat aber, als sie mich kennenlernte, schlagartig aufgehört. Ich hatte bis dahin ja immer nur hin und wieder Hasch geraucht. Aber bald fing es schon an, daß man mal dieses oder jenes Medikament ausprobiert hat. Wie gesagt, meine Freundin hatte pillenmäßig schon ziemlich alles durch, ich war aber an Medikamenten gar nicht so interessiert.

War es leicht, an die Medikamente zu kommen?

Dirk: Ja, damals war es leicht, jetzt wohl nicht mehr so sehr. Es gibt ja richtige Geschosse unter den Mitteln, dagegen ist Heroin eine weiche Droge.

Waren diese »Geschosse« denn nicht unter Verschluß?

Dirk: Bestimmte Medikamente konnte man immer bekommen. Bei Morphium war es nicht so leicht. Wenn Valium oder Fortral alle war, wurde es halt nachbestellt.

Und wann hast du mit Heroin angefangen?

Dirk: Das lief so ziemlich parallel. Ein Freund hat mich da verführt. Ich hatte schon Verschiedenes ausprobiert, LSD zum Beispiel. Er hat sich gespritzt, und so wollte ich es auch haben, die Wirkung von der Spritze. Ein halbes Jahr hat es dann gedauert, bis ich es geschafft hatte, mir selber einen Druck zu setzen. Der Einstich hat immer sehr weh getan. Jetzt merk' ich ihn gar nicht mehr, selbst wenn ich danebenhau'.

Wie oft hast du am Anfang Heroin genommen?

Dirk: Wenig, wir waren auch immer zu dritt oder zu viert. Mehr so ein Sonntagsschuß. Wie am Anfang beim Kiffen. Ich hab' auch über ein Jahr lang keinen Affen geschoben, hab' hin und wieder nur ein bißchen geschwitzt. Aber einen richtigen Entzug, morgens aufwachen und sich schlecht fühlen, wie ich es jetzt weiß, wie ein Affe sich ankündigt, das hab' ich damals noch nicht gehabt.

Wie hast du das Heroin finanziert, reichte dein Gehalt?

Dirk: Ich hab' nebenbei noch ein bißchen Hasch verkauft. Ich hab' ja durch das Krankenhaus, wo ich wohnen konnte, kein Geld für Miete und Essen ausgeben müssen.

Hast du auch gearbeitet, als du voll drauf warst, hat niemand etwas gemerkt?

Dirk: Die sind doch selber alle morgens dicht angekommen. Es wurde wahnsinnig viel gesoffen.

Sprichst du vom Pflegepersonal?

Dirk: Ja. Es gibt aber auch Ärzte, die drauf sind, weil sie leichter den Zugang haben. Bloß solche Leute können es gut verbergen, die spritzen steril, sind sauber, gepflegt. Wenn du die Droge hast, bist du ja zu allem fähig, du kannst sogar besser Auto fahren, wenn du nicht gerade zuviel genommen hast. Ich war absolut klar, ich konnte alles machen mit dem Zeug. Dagegen sind Alkohol und Hasch wesentlich beeinflussender. Hasch macht langsamer und zerstört die Konzentrationsfähigkeit. Auf jeden Fall bin ich auch mal morgens zu wie eine Natter — den letzten Joint noch um ein Uhr nachts geraucht —, wenig geschlafen, um sechs Uhr morgens aufgestanden, zur Arbeit gegangen. Da hingen dann alle im Dienstzimmer rum, haben sich den starken Kaffee reingekippt, mit roten Augen und waren total fertig von ihrem Alkoholrausch vom vorigen Tag. Die haben morgens immer so eine halbe Stunde gebraucht, bis sie in Gang kamen, während ich immer gleich zu den Patienten hin bin und mit ihnen gelabert hab'. Ich hab' sogar einmal einen Trip genommen. Zuerst ist gar nichts passiert. Erst sechs Stunden später bei der Arbeit sah ich auf einmal überall grüne und rote Lichter, das war schon sehr komisch!

Aber sicher nicht so komisch für die Patienten. War es nicht unverantwortlich, was du da gemacht hast?

Dirk: Ich hatte ja keine großen Aufgaben. Ich hatte Nachtdienst und mußte den Patienten nur den Topf bringen. Ich hatte weder großes Wissen noch Verantwortung. Wenn du häufiger Trips genommen hast, kennst du das Feeling und nimmst nicht zuviel. Ich hab' mich manchmal früher auf

Trip mit meiner Mutter unterhalten. Die hat das nicht gepeilt. Sie hat nur gesagt: Heute bist du ja so ruhig. Und wenn ich mal etwas lustig war, hat sie gesagt: Heute hast du wohl wieder gehascht!

Bist du nach Beendigung der Lehre im Krankenhaus geblieben?

Dirk: Nein, ich hatte mir da einige Unsympathien eingefangen, hatte die Prüfung auch nur mit der Note drei bestanden. Die haben mich schon ein bißchen abgelehnt und gemeint, ich hätte kein Interesse für die Patienten. Dann war da noch so ein Vorfall. Ein Patient hat mich beschuldigt, ich hätte ihn valiumsüchtig gemacht. Das stimmte aber nicht . . .

Wie ging es nach dem Lehrjahr weiter?

Dirk: Ich hab' mir mit meiner Freundin, die noch in der Ausbildung war, eine Wohnung genommen und Arbeitslosenhilfe bekommen.

Wie habt ihr euer Heroin finanziert?

Dirk: Weiter durch Haschverkauf. Wir brauchten damals noch nicht soviel. Die Dosis gesteigert haben wir erst später in einem ganz anderen Zusammenhang. Wir haben Deutsche kennengelernt, die eine Afrikatour machen wollten und dabei Schwarze heiraten — gegen Bezahlung. Wir waren finanziell ja nicht so gut drauf, da haben wir gedacht: Abenteuer und so, da machen wir mit. Dann ab nach Ghana. Wir sind mit einer Gruppe von zehn runter und haben dort geheiratet; der Vermittler ist mit uns geflogen. Es wurde alles für uns bezahlt. Durch diese Scheinehe kriegen die Frauen beziehungsweise Männer die deutsche Nationalität.

Wieviel Geld habt ihr dafür bekommen?

Dirk: Normalerweise kriegt man den Flug bezahlt und 3000 Mark. Frauen kriegen mehr, 5000 vielleicht. Es liegt dann bei einem selbst, was man dabei noch rausholt. Ich krieg' auch jetzt noch jeden Monat Geld, das war eine Vereinbarung. Der Vermittler bringt einen zu der Frau in Ghana. Man heiratet am besten dort auf dem Standesamt, weil sonst die Wartezeiten wegen der Visum-Probleme zu lange sind. Das geht dort innerhalb von einem Tag. Man muß bei der deutschen Botschaft ein Aufgebot bestellen. Bei der Botschaft wurde mir noch erzählt, daß 95 Prozent der Ehen, die da geschlossen werden, Scheinehen sind. Da hab' ich gesagt: Meine aber nicht. Das geht da drunter und drüber. Viele Weiße schließen in Ghana Ehen, vor allen Dingen Junkies. In Hamburg wurde ich oft von Schwarzen angesprochen: »I am looking for a Junkie.«

Du bist dann gleich mit deiner Frau nach Deutschland zurückgeflogen?

Dirk: Ja, ich hab' mir noch 'ne Ladung Gras-Öl mitgenommen, um mein Haschbusineß weiterlaufen zu lassen. Das war ja mal was ganz Feines. Geärgert hat mich, daß der Vermittler für »Hallo, das ist sie« 2000 Mark genommen hat.

Wieviel hat deine Ehefrau insgesamt zahlen müssen?

Dirk: Für alles sicherlich so 15 000 Mark. Aber was kann sie dafür jetzt alles rausholen!

Wie meinst du das?

Dirk: Na ja, sie kommt nach Deutschland, kann hier leben, arbeiten. Ich hab' das doch dort beobachtet, ihr Leben. Sie hat an der Straße Brot verkauft und zwei Mark am Tag verdient. Ihr Vater hatte ein Haus und viel Geld, aber für die Schwarzen ist es eh so ein Ding, daß sie auf eigenen Füßen stehen wollen. Irgendwie noch ganz anders als bei uns.

Was ist aus deiner Freundin Birgit geworden?

Dirk: Die hat das gleiche gemacht, einen Schwarzen geheiratet. Wir sind zusammen rüber.

Hat es keinen Ärger an der Grenze gegeben?

Dirk: Doch, das war der totale Wahnsinn. Wir hatten ja immerhin 400 Milliliter Gras-Öl dabei, in so einer Fünfkiloflasche mit afrikanischem Urwaldhonig. Wir haben erst das Öl eingefüllt, dann den Honig. Die erste Grenze war Ostblock. Wir waren ja Transitreisende. Meine Freundin und ich haben abwechselnd den Honigkanister genommen. An der Grenze wurden wir nach Heroin und 'ner ganzen Palette Drogen gefragt. Ich war total verdutzt. Der Beamte hat dann nur meine Bongotrommel untersucht. Denen in Ost-Berlin ist in Wirklichkeit doch egal, was über die Grenze kommt. Dann haben meine Freundin und ich uns getrennt, paarmäßig. Sie ist mit ihrem Typen weiter. Ich mit meiner Frau, mit dem Zug. An der Grenze haben sie mich und meine Frau gleich rausgezerrt; sie hatte kein Visum dabei, weil es in Ghana zu lange dauerte, aber wir waren ja verheiratet. Dann wurden wir gefilzt, und die haben mich gefragt, wieviel Geld ich denn für die Scheinehe gekriegt habe. Als erstes meinte der Beamte: Ihre Frau packen wir jetzt am besten gleich in die Kiste, und dann ab in den Dschungel. Ich sagte, wir sind doch verheiratet. Er darauf: Ach was, wieviel haben Sie denn gekriegt, 10 000 Mark? Vielleicht hätte ich sie doch lieber zurückschicken lassen sollen. Sie war ein Wahnsinnsstreß für mich, konnte weder Deutsch noch Englisch. Nach langem Hin und Her durften wir schließlich weiterfahren. Zu Hause mußten wir uns ins Familienbuch eintragen, und die Kripo kam jeden Tag, um zu kontrollieren, ob wir zusammen wohnen. Ich bin aber trotzdem wieder mit meiner Freundin Birgit zusammengezogen. Und irgendwann gaben die von der Kripo ihre Nachforschungen auf.

Und was geschah mit deiner Frau und dem Mann deiner Freundin?

Dirk: Die sind irgendwohin gezogen. Ich hatte nun ja einigermaßen Geld, hatte auch noch das Öl verklopppt und hin und wieder Heroin genommen. Das haben die Schwarzen mitgekriegt, und bald kam auch einer an und gab uns Heroin, großzügiger Bonus sozusagen. So fing es an, ich bin dann volles Rohr drauf gekommen. Ich hab' dann schon jeden Tag was genommen, obwohl das Zeug sehr stark war, viel stärker als das, was es heute gibt. Innerhalb von zwei Wochen waren Birgit und ich schon auf einem Gramm pro Tag. Die Rationen hab' ich mit Dealen bezahlt. Einmal hatten wir von einem auf den anderen Tag gar keinen Stoff mehr, da haben wir knallhart 'nen kalten Affen durchgezogen. Ich hab' drei Wochen fast gar nicht geschlafen. Das hat uns echt in die Ecke gehauen. Ich hab' mit irgendwas gerechnet, aber ich hatte keine Vorstellung, wie der Entzug sein würde. Klar, daß man friert und schwitzt und Gliederschmerzen hat, das wußte ich. Daß man aber nachher nicht mehr weiß, ob man sitzt, fliegt oder steht, und sich bepißt und bekotzt, hätte ich mir nicht erträumen können. Ich hatte noch etwas Geld, aber ich dachte, wenn du dir jetzt was holst, geht alles von vorn los.

Du wolltest endgültig aufhören?

Dirk: Ja. Ich hab' damals eine wahnsinnige Stärke gehabt, kann ich mir heute gar nicht mehr vorstellen. Es hat drei Monate gedauert, bis es mir wieder besserging, obwohl ich ja nur zwei Monate drauf war, aber eben total hoch dosiert. Ich hatte noch wochenlang Alpträume, ich kam mir menschlich so verkümmert vor. Danach bin ich dann nach Spanien gefahren, erst allein, Birgit ist einen Monat später nachgekommen. Wir wollten erst mal auseinander sein, um nicht wieder in Versuchung zu kommen. Wir haben gemerkt, daß wir uns gegenseitig reinsteigern und der Entzug zu zweit schwieriger war.

In Spanien habt ihr clean gelebt?

Dirk: Ja, auf dem Land, das war toll. Irgendwann haben wir gehört, daß in Frankreich Leute zur Weinernte gesucht wurden. Wir haben dort aber leider keine Arbeit gefunden und sind zurück nach Deutschland gefahren. Es hat nicht allzulange gedauert, da haben wir wieder Gift genommen. Da ich meine Connection nicht mehr hatte, fing es mit dem Dealen sehr kleinlich an.

Was heißt das?

Dirk: Das heißt, daß du keine zehn Gramm im Haus liegen hast, sondern der eine will ein Gramm, der andere ein halbes. Dann kriegst du das Geld, holst das Zeug und nimmst ein Drittel für dich ab, dann hast du Konsum für einen Tag. Du mußt die Leute natürlich kennen. Einige von denen kannte ich, bevor sie drauf gekommen sind. Das waren ganz geile Menschen. Aber als sie drauf waren, wurde es schlimm. Da ist dann der erste gestorben, und die anderen sind immer ätzender geworden.

Was sind das für Leute, die Großdealer?

Dirk: Weiß ich nicht, ich kenne keine Großdealer. Was ist groß, ein Kilo? Ich kenne Schwarze, die haben mit Drogen überhaupt nichts im Sinn, die wissen aber über Angebot und Nachfrage Bescheid, die wollen bloß Geschäfte machen. Ich finde nicht schlimm, wenn Leute für ihren eigenen Konsum dealen und ein paar Mark verdienen. Die Leute, die zu mir gekommen sind, denen hab' ich noch ein gutes Werk getan, weil ich sauberes, gutes Zeug hatte. Woanders hätten sie vielleicht Schwierigkeiten gekriegt. Ich hab' auch mal angeschrieben, ich war echt ein korrekter Dealer. Aber das Geschäft selber ist von Haus aus undankbar.

Du hast alles mit Dealen finanziert? Oder auch mit anderen kriminellen Geschichten?

Dirk: Zuerst nur mit Dealen. Wir sind dann noch mal nach Spanien gefahren, hat aber nichts gebracht. Als wir zurückkamen, hatten wir keine Wohnung mehr und mußten im Auto schlafen. Das war echt die schlimmste Zeit. Zwischendurch war ich kurz auch allein in Spanien. Da hat Birgit versucht, hier allein zu entziehen, hat es aber nicht geschafft, weil irgendwelche Bimbos gekommen sind und ihr ein paar Gramm hingelegt haben. Die haben gedacht, die tun ihr einen Gefallen damit. Viele wissen gar nicht, was sie da machen. Wir wollten immer clean werden, haben es aber irgendwie immer nicht richtig gepackt.

Hast du nie an eine Therapie gedacht?

Dirk: Nee, damit hab' ich nichts am Hut, in irgendeinen Schuppen zu gehen. Ich hab' immer nur versucht, allein zu entziehen.

Warst du bei Drogenberatungsstellen?

Dirk: Ja, schon damals, als ich die Jugendstrafe gekriegt habe. Da hab' ich irgendwelche Gespräche über Erziehung gehabt. Das hat mir aber alles nichts gebracht. Das hat mich teilweise noch fertiger gemacht.

Wie hätte man dir am besten helfen können und zu welchem Zeitpunkt? Glaubst du, daß es heute für dich noch möglich ist, vom Heroin loszukommen?

Dirk: In dem Zustand, in dem ich mich befinde, kann ich nicht so langfristig planen, eine Therapie ansetzen. Man hat ja nicht soviel Zeit für Behördensachen, man ist zu sehr mit Stoffbeschaffung und Dealen beschäftigt. Im nachhinein denke ich, daß mir vielleicht eine Langzeittherapie mit vorhergehender Substitution geholfen hätte. Einmal, als es so schlimm war, daß wir weder aus noch ein wußten, sind wir ins Krankenhaus gegangen. Da hab' ich eine Woche entzogen. Die wollten mir absolut nichts geben, aber ich hatte ein paar Remis dabei, die habe ich genommen, aber trotzdem so einen Halbaffen geschoben. Nach einer Woche bin ich als clean entlassen worden, Birgit nach zehn Tagen, waren wir natürlich nicht. Wir sind beide wieder rückfällig geworden.

Welche Perspektiven hast du, wie soll es weitergehen?

Dirk: Ich wäre gern wie früher in so einer coolen Hasch-clique, wo man lachen kann. Nicht in der derben Szene, mit den derben Leuten und all dem Kaputten. Ich würde auch gern wieder als Pfleger arbeiten. Ich hab' ja die Ausbildung und auch einen Führerschein. Wenn ich so die anderen Leute sehe, die haben gar nichts.

Wie besorgst du dir dein Heroin?

Dirk: Das ist sehr schwierig, wenn man keinen kennt. Da muß man sich langsam rantasten. Du suchst die Leute, die auch Stoff suchen, gehst auf gewisse Plätze. Da machen dich die Dealer schon mal ausfindig. Wenn du siehst, daß irgend jemand was kauft, hängst du dich da mit ran. Das geht zack, zack. Jedesmal ist es dann wie eine Wundertüte, sozusagen. Ist es gut oder schlecht? Dreckig oder gestreckt? Das war einige Male echt eine Überraschung für mich. Ich habe Schüttelfrost gehabt, da weiß ich heute noch nicht, wie ich das überlebt habe. Wo ich mir total affig und schweißüberströmt was aufgekocht hab', was sehr komisch aussah, und wo ich überlegt hab', wenn du das nimmst, bist du tot. Und du haust dir das weg, weil es die letzte Kohle ist und du nichts mehr hast. Dann ist man dem Tode sehr nah. Man ist echt ein Todgeweihter.

Tina
Ich glaube, gefährdet ist man immer

Tina ist 31 Jahre alt, hat lange dünne, aschblonde Haare und trägt eine Brille. Sie hat starkes Übergewicht, bewegt sich langsam und etwas unbeholfen. Sie raucht ständig und berichtet bereitwillig über ihre Vergangenheit.

Kann man sagen, daß du es geschafft hast? Wie lange bist du jetzt schon weg vom Heroin?

Tina: Am 15. April waren es sechs Jahre. Am 15. April 1983 hab' ich mir den letzten Druck gemacht.

Bist du nach so langer Zeit noch gefährdet?

Tina: Ich glaube, gefährdet ist man immer. Man muß eisern bleiben. Das ist ja so, wenn man die alten Junkies wiedertrifft, die nehmen es einem ja gar nicht ab, daß man nicht mehr drauf ist. Man braucht nur einmal in einer schlechten Verfassung zu sein, down sein, und dann ist einem alles egal. Wenn dann einer kommt und sagt, ach, einmal kannst du doch ruhig was nehmen — da kann man ganz schnell wieder rückfällig werden. Aber ich ergreif' in so einem Fall sofort die Flucht.

Ist das nicht sehr rücksichtslos von den Leuten, daß sie dich wieder verleiten wollen und deine Haltung nicht respektieren?

Tina: Ich hab' das früher auch nicht geglaubt, wenn einer sagte, daß er clean war, daß er es wirklich geschafft hat. Die Leute wollen mit einem in alten Erinnerungen kramen, aber das Leben ist ja weitergegangen in den sechs Jahren. Das wird ja nie wieder so wie früher. Dazu sind auch schon viel zuviel gestorben. Erst neulich treff' ich einen von früher auf dem Einwohnermeldeamt, um acht Uhr morgens, der drückt auch jetzt noch. Es war auch irgendwie ganz toll, daß wir uns getroffen haben, aber dann sagte er, komm doch mit zu mir, ich geb' dir einen aus, ich hab' noch Koks zu Hause. Da hab' ich gesagt, ich muß sofort zur Arbeit — stimmte gar nicht —, aber ich wollte das nicht.

Wie fühlst du dich denn jetzt? Du hast einen netten Freund, einen Job als Verkäuferin und eine eigene Wohnung.

Tina: Mir geht es wirklich gut, ich fühle mich toll. Das einzige ist, ich hatte früher 60 Kilo Idealgewicht. Seitdem ich mit den Drogen aufgehört habe, hab' ich 35 Kilo zugenommen — kein Grund, deswegen wieder anzufangen —, es ist nur das einzige, was ich als Nachteil empfinde. Ich stehe nachts drei-, viermal auf, um mir was zu essen zu machen. Ich wach' auf, weil ich Hunger habe. Tagsüber gar nicht, aber nachts. Manchmal koche ich mir sogar was. Zum Glück findet mich mein jetziger Freund ganz gut so, die anderen sagten früher immer: Du mußt abnehmen, Tabletten zum Abnehmen schlucken und so weiter. Vielleicht klappt es ja jetzt, wo keiner Druck auf mich ausübt. Und mein jetziger Job macht mir großen Spaß, trotzdem hab' ich gerade gekündigt.

Warum?

Tina: Weil ich ein besseres Angebot habe, da verdiene ich 500 Mark mehr im Monat. Und hocharbeiten kann ich mich dort und eine bessere Position bekommen, wenn ich älter bin. Ich brauche eine Herausforderung, ich kann nicht nur so rumlungern, dahinvegetieren. Als ich für ein Jahr krank geschrieben war wegen meinem Knie, da hab' ich nur in der Wohnung rumgesessen und mich über mich selbst geärgert, weil alles so langweilig war.

Aber ein Problem hab' ich doch noch. Ich hab' mich vor

sechs Jahren sterilisieren lassen, weil ich so oft schwanger wurde und wegen meiner Heroinabhängigkeit. Da war ich ja noch voll drauf und dachte, da kommst du nicht von weg! Immer von irgendwelchen Freiern schwanger werden, und man weiß nicht, von wem! Was soll ich mit einem Kind, wenn ich drogenabhängig bin? Ich war damals schon im fünften Monat schwanger, aber es wurde noch weggemacht. Jetzt möchte ich die Sterilisierung gern rückgängig machen, weil mein Freund gern ein Kind mit mir hätte. Aber die Krankenkasse will die Kosten nicht übernehmen. Entweder muß ich das jetzt selber bezahlen — das kostet 9000 Mark —, oder ich muß ein psychiatrisches Gutachten bringen, daß ich unter dem jetzigen Zustand leide. Dann übernimmt die Kasse die Kosten eventuell. Vorher werden sie wohl versuchen, mir einzureden, daß es so ganz gut ist, wie ich lebe, und keine Kinder brauche, und es wird sich über Monate hinziehen. Das ist echt mein Hauptproblem zur Zeit. Mein jetziger Freund würde mir auch hundertprozentig zur Seite stehen. Mit den Typen vorher hatte das ja gar keinen Zweck.

Wie hast du es geschafft, vom Heroin loszukommen?

Tina: Ich habe einen guten Arzt gehabt, der hat mir Tabletten verschrieben, Fortral. Er hat gesagt, drei Monate gebe ich sie dir, wenn du es dann nicht geschafft hast, mußt du eine Therapie machen oder weitermachen. Dann hab' ich mir jeden Tag meine Fortral abgeholt; jede Woche hab' ich weniger gekriegt. Und irgendwann brauchte ich gar keine mehr.

Welche Rolle hat dein Wille gespielt, aufzuhören? War das deiner Meinung nach ausschlaggebend, oder lag's an der richtigen Dosierung der Medikamente?

Tina: Es lag an meinem Willen. Und ich brauchte auch jemand, der auf mich aufpaßte. Mein damaliger Freund, den ich später in zweiter Ehe geheiratet hab' — mein erster

Mann hatte Selbstmord verübt, als ich neunzehn war —, der hat seinen Job aufgegeben, hat sein Sparbuch geplündert und war Tag und Nacht bei mir in der Zeit. Der hätte mich auch keine Minute aus den Augen lassen dürfen, dann wäre ich sofort losgefahren und hätte mir Heroin geholt. Denn ich hab' ja immer nur so viel Fortral bekommen, daß ich keinen Entzug kriege, aber nicht so viel, daß es eine euphorische Wirkung hatte.

Wie viele Tabletten mußtest du pro Tag nehmen?

Tina: Am Anfang fünfzig Stück, dann langsam weniger. Zuerst hab' ich sie mir aufgelöst und gespritzt, das sollte ich eigentlich nicht, das hab' ich dem Arzt auch nicht gesagt. Ich brauchte einfach irgendwie den »Kick«. Aber später hatte ich auch keine Venen mehr, dann hab' ich sie geschluckt.

Fühltest du dich gut dabei?

Tina: Eigentlich ja. Affig war ich nicht, aber ich hatte eben ständig 'nen Jieper auf Heroin.

Wie lange hast du überhaupt Heroin gespritzt?

Tina: Etwas über vier Jahre. Und dann hab' ich konsequent mit allen Leuten aus der Drogenszene abgebrochen. Hab' niemandem gesagt, wo ich wohne, hab' mich bei keinem gemeldet, gar nichts.

Hatte dein damaliger Freund, der dir so sehr geholfen hat, auch mit Drogen zu tun?

Tina: Nein. Das hat auch geholfen. Ich hab' es schon mehrere Male vorher mit Partnern versucht, die auch drogenabhängig waren. Da hat der eine den anderen immer wieder überredet. Immer wieder. Man schafft es nicht, wenn beide drogenabhängig sind.

Wie haben deine Eltern reagiert, als sie merkten, daß du drogenabhängig wurdest? Wie kam es überhaupt dazu?

Tina: Zu meinen Eltern hatte ich schon seit meinem sechzehnten Lebensjahr keinen Kontakt mehr. Mit denen hab' ich mich erst vor einem halben Jahr versöhnt. Ich brauchte eine Verdienstbescheinigung für die Arbeit. Da dachte ich, schreibst einfach mal hin. Mein Vater hat sich erst aufgeregt und gepöbelt, aber meine Mutter hat dann noch mal angerufen und eingelenkt. Dann haben wir uns wieder vertragen.

Wußte dein Vater über deine Drogenabhängigkeit Bescheid?

Tina: Na klar, der ist doch Polizist. Der hat alles über die Jahre per Computer verfolgen können. Ich bin mit sechzehn Jahren von zu Hause weg und ins Schwesternwohnheim gezogen; ich habe eine Krankenschwesterlehre gemacht. Meine Eltern waren auch so wahnsinnig streng, ich durfte nichts. Ich mußte schon immer um sieben Uhr abends zu Hause sein — mit sechzehn —, da konnten andere schon mit Freunden weggehen und bis Mitternacht wegbleiben. In der Lehre hab' ich dann das freie Leben so richtig ausgenutzt. Ich hab' mich mit einer Schwester im dritten Lehrjahr angefreundet, weil die schon einen Nachtschlüssel hatte. Da bin ich oft die ganze Nacht weggewesen. Die Lehre hab' ich aber schon nach zwei Jahren abgebrochen und meinen ersten Mann geheiratet, da war ich achtzehn Jahre alt. Mit neunzehn war ich schon Witwe. Danach hab' ich mit den Drogen angefangen.

Gab es zwischen deinem schweren persönlichen Schicksal und dem Beginn deines Drogenkonsums einen Zusammenhang?

Tina: Ich weiß nicht, es lag ja ein ganzes Jahr dazwischen, als ich zum erstenmal polizeilich mit Drogen aufgefallen bin. Sie haben mich in der Disco mit Haschisch und Captagon erwischt. Aber ich hab' damals nur eine Geldstrafe und Bewährung gekriegt. Und da wußte auch mein Vater Bescheid.

Wie konnte er es rausfinden?

Tina: Per Compuer eben. Der hat auch kontrolliert, wo meine Geschwister wohnten. Das ist für einen Polizisten kein Problem, das rauszufinden, und dann tippt er es in einen Computer ein. So hat er sämtliche Sachen, die gegen jemanden vorliegen.

Hat dir das dein Vater erzählt?

Tina: Nein, meine Mutter, aber erst vor einem halben Jahr. Ich hatte sie gefragt, woher wißt ihr eigentlich so genau, daß ich registriert war, daß ich Drogen genommen hab', daß ich in einer Absteige gewohnt hab', wo ich gemeldet war? So ganz geheuer war mir das nicht, weil ich nicht weiß, was sie alles wissen. Aber zurück zu meinem Mann — ich hab' ihn mit achtzehn kennengelernt und kurz darauf geheiratet. Ein Jahr später hat er sich erhängt. Er hatte vorher schon viele Selbstmordversuche gemacht, aber immer so, daß er gerade noch gefunden wurde, immer, wenn er wußte, es kommt jemand. Na ja, und dann hat es einmal eben hingehauen.

Nicht hingehauen?

Tina: Ich möchte nicht genauer darauf eingehen. Jedenfalls mochte ich nicht mehr allein in die Wohnung, wo das passiert ist. Da hat mir das Wohnungsamt eine Wohnung in einem anderen Stadtteil zugewiesen. Ich hab' Sozialhilfe gekriegt, und um die aufzubessern, hab' ich nachts in einer Kneipe gearbeitet. Dort bin ich an die Drogen gekommen, die Drogentypen verkehrten da. Die haben mich mal zu einer Fete mitgenommen, und ich — so blöd, wie ich war —, ich hatte ja vom Drücken überhaupt keine Ahnung, ich hab' nur gesehen, die spritzen sich da alle was, mit Zitrone wird das gekocht. Da meinten die, das sind Vitamine, wenn man die spritzt, wirken sie gut für die Haare — und ich hab's geglaubt. Ich hab' gesagt, das möcht' ich auch mal probieren — und schon hatte ich den ersten Druck verpaßt gekriegt.

Was für ein Gefühl war das?

Tina: Furchtbar! Übel war mir, und brechen mußte ich! Es war mir so peinlich, weil das alles so fremd war und ich niemanden da kannte. Ein halbes Jahr hab' ich dann auch nichts mehr angefaßt, aber dann doch wieder.

Obwohl du wußtest, daß es dir wieder schlechtgehen würde?

Tina: Ja, aus Bock. Denn ich bin mit dem Tim, der es mir damals verpaßt hatte, zusammengeblieben, und nachher hab' ich auch mitgekriegt, was das ist, denn er hat gedrückt. Ja, und meistens hatte ich auch das Geld, weil ich ja verdient hab', und das hab' ich ihm gegeben. Und einmal haben wir uns gestritten, da hab' ich gesagt: So, das ist mein Geld, jetzt will ich auch was abhaben. Da hat er mir wieder einen Druck gemacht, und bald drauf war ich abhängig.

Waren deine Erlebnisse beim zweiten Druck anders?

Tina: Ja, es war wunderbar. Mir wurde warm, ich hatte keine Sorgen, einen freien Kopf. Zuerst hab' ich nur so einmal die Woche gedrückt, so viel Geld konnte ich ja auch gar nicht beschaffen. Dann hab' ich aber aufgehört, in der Kneipe zu arbeiten, und bin anschaffen gegangen. Das hatte auch wiederum der Tim mir besorgt. Da mehr Geld zur Verfügung stand, wurde auch mehr gedrückt. Schon war's passiert. Da war ich drin.

Hast du noch mit den Leuten aus der Zeit Kontakt?

Tina: Die sind tot, alle tot. Überdosis, die ganze Clique. Auf einen Schlag fallen mir fünf ein. Einer war meine große Liebe, von dem hab' ich heute noch die Todesannonce über meinem Bett hängen.

Wie lange bist du anschaffen gegangen?

Tina: Zwei Jahre. Ich hab' dann noch mal versucht, auf die Füße zu kommen und im Büro zu arbeiten. Die Firma wollte mich auch nach der Probezeit übernehmen, aber von sieben Vorgesetzten wollte einer nicht. Mein Freund Tim hatte mich einen Tag vorher so zusammengeschlagen, daß ich zwei blaue Augen hatte, und deshalb mochte ich nicht zur Arbeit gehen. Da haben die gesagt, nee, wenn die gleich fehlt! Aber es wäre sowieso nicht gegangen, ich brauchte ja meinen Stoff. Ich hab' ihn auch mit zur Arbeit genommen und zwischendurch auf dem Klo gespritzt. So hätte ich ja nicht arbeiten können. Das wäre irgendwann bestimmt rausgekommen. Mit dem Tim war dann auch Schluß, ich konnte es einfach nicht mehr finanzieren für zwei. Und dann hab' ich keine andere Möglichkeit mehr gesehen, als nach Frankfurt zu gehen, in das Apartment einer Freundin. Die hat mich gleich in die richtigen Kneipen eingeführt, wo man Heroin kriegt. Ich hab' dort weiter angeschafft, aber auf privater Basis, nicht auf der Straße.

Hattest du keine Angst, fremde Männer in deine Wohnung zu holen?

Tina: Darüber macht man sich keine Gedanken. Man denkt ja bloß immer, wo man das Geld herkriegt für Stoff. Man verdient natürlich auch mehr als auf der Straße. Unter hundert Mark lief gar nichts. Auf der Straße mußten wir erst mal bei fünfzig Mark anfangen. Und im Apartment ist es viel besser, denn wenn ein Freier über Nacht bleibt, muß er einen Tausender bezahlen. Dann hat man erst mal für zwei, drei Tage Ruhe. Ich hab' immer Annoncen in die Zeitung gesetzt: »Vollbusiges, blondes Modell frei«.

Haben die Freier gemerkt, daß du Heroin gespritzt hast?

Tina: Nein, wenn die mal was zu den Einstichstellen fragten, hab' ich gesagt, ich mußte zum Blutabnehmen, und die haben keine Ader gefunden, weil ich so schlechte Venen habe. Das haben sie geglaubt. So ein biederer Familienvater hat doch auch keine Ahnung davon. Das waren doch alles so biedere Väter. An AIDS hat man damals ja noch nicht gedacht. Als ich später von einer infizierten

Freundin hörte, habe ich fast ein Jahr überlegt, läßt du dir jetzt einen Test machen oder nicht. Und dann bin ich doch hingegangen. War alles okay. Nach zwei Jahren hab' ich dann mit dem Anschaffen aufgehört, weil ich Peter kennengelernt habe, der später mein zweiter Ehemann wurde. Der war da auf Montage. Mein Hauswirt, der nebenan eine Kneipe hatte, rief mich an. Das mit dem Apartment direkt neben der Kneipe war eigentlich ganz günstig, weil die Besoffenen dann immer direkt zu mir ins Bett gefallen sind. Der Hauswirt sagte, komm doch rüber, hier ist einer aus Berlin, da kommst du doch auch her. So hab' ich also Peter kennengelernt. Der sagte, irgendwas stimmt doch nicht mit dir! Irgendwie kommst du mir immer total voll vor, aber du trinkst keinen Alkohol, sondern nur Fruchtsaft. Da hab' ich mich ihm anvertraut, und er meinte, wenn du es willst, dann schaffen wir beide es, dich vom Heroin wegzubringen. Ich hab' dann aber noch etwa vier Wochen gebraucht, um es mir zu überlegen. Erst mal hab' ich ihn ausgenommen, finanziell. Das erste Mal ist er die Nacht geblieben, da mußte er mir tausend Mark geben. Und dann immer so hundert Mark, auch wenn wir uns nur unterhalten haben. Er war so verknallt in mich, aber ich hab' ihn da nur als Freier gesehen. Und dann hat er mich moralisch so unterstützt, mir geholfen, daß ich es geschafft habe. Da fing er dann an. Er sagte: Ich hab' dir so geholfen, wir wollen jetzt heiraten. Na ja, dann hab' ich ihn mehr oder weniger aus schlechtem Gewissen geheiratet. Wir sind nach Berlin zurück und haben bei Freunden gewohnt, sind aber schon bald ins Hotel gezogen. Peter war Handwerker, er hat gut verdient. Das war vielleicht eine langweilige Zeit für mich! Ich hab' den ganzen Tag im Hotel gesessen und mir diese Billigromane zum Lesen geholt, den ganzen Tag gelesen, das war fürchterlich! Dann haben wir zum Glück eine Wohnung gekriegt, da hab' ich dann renoviert und saubergemacht. Aber als das fertig war, wurde es wieder langweilig. **Hast du dir in der Zeit überlegt, mal wieder anschaffen zu gehen?**

Tina: Die ersten zwei Jahre schon. Gut geht es mir erst, seitdem ich geschieden bin und meine eigene Wohnung habe, meine Katzen. Jetzt bin ich von keinem mehr abhängig.

Warum hast du dich von deinem Mann scheiden lassen? Nur weil es dir zu langweilig war mit ihm?

Tina: Nein, nicht deshalb, sondern weil er Alkoholiker war.

Und das wußtest du nicht? Hast du es nicht gemerkt?

Tina: Nein, er hatte zwischendurch auch mal aufgehört und hatte auch nie so doll getrunken. Aber nachher ist es ganz schlimm geworden. Und dann war der Konflikt da: Er hatte mir ja geholfen, von den Drogen loszukommen, jetzt dachte ich, ich muß ihm auch helfen. Ich hab' das aber nicht geschafft. Jeden Abend war er mit Freunden unterwegs und hat zwei Flaschen Korn am Tag getrunken und Bier dazu. Dann hat er auch ganz massiv Mordversuche gemacht, das liegt alles in der Scheidungsakte, ist auch strafrechtlich als Mordversuch gegen mich bezeichnet worden. Er hat mich gewürgt, mir ein Kissen aufs Gesicht gedrückt, eine Lampe auf dem Kopf zerschlagen. Ich war dann im Krankenhaus, im Frauenhaus und bin nachts rumgelaufen, aber nicht wieder in die Wohnung zurück. Der hatte ein Blackout, wenn er betrunken war. Am nächsten Tag wußte er nichts mehr, hat geheult. Wenn ich dann so demoliert aussah, sagte er, das kann ich doch nicht gemacht haben! Im Frauenhaus sagten die zu mir: Du rufst ihn jetzt an, der muß dir Geld geben, ihr seid doch verheiratet. Dann hab' ich angerufen, und er hat gesagt, wenn du in der nächsten Stunde nicht hier bist, hänge ich deine Katzen an die Wäscheleine und schlitz ihnen den Bauch auf. Dann bin ich natürlich schnell hin. Mit den Katzen hat er mich immer wieder getroffen. Ich konnte sie ja nicht mitnehmen!

Wie kam es dann zum endgültigen Bruch?

Tina: Ich hab' die Scheidung dreimal eingereicht und wieder zurückgezogen. Beim viertenmal hat mein Anwalt dann gesagt, entweder oder, das geht nicht immer so hin und her. Dann hab' ich das durchgezogen, mir eine Wohnung genommen und auch Arbeit gefunden.

Es ist ja fast einmalig, daß du aus eigener Kraft und mit Hilfe deines damaligen Mannes vom Heroin losgekommen bist . . .

Tina: Und mit der Hilfe des Arztes. Wenn ich die Unterstützung vom Arzt nicht gehabt hätte, ich weiß nicht, ich hab' immer gedacht, den kannst du doch nicht enttäuschen. Der hat so viel für dich aufs Spiel gesetzt! Wenn das rausgekommen wäre, daß er mir die ganzen Fortral verschrieben hat, das ging ja über Privatrezept! Ich mußte immer das alte abgeben und hab' ein neues gekriegt — das alte wurde dann vernichtet, daß bloß keine Unterlagen da waren.

Wie erklärst du dir, daß der Arzt für dich dieses Risiko eingegangen ist? Hat er es auch für andere Abhängige getan?

Tina: Nein, ich hab' bei ihm immer nur ältere Leute im Wartezimmer gesehen.

Hast du eine Erklärung dafür, warum du Heroin genommen hast oder andere es nehmen?

Tina: Ich finde es immer total blöd, wenn man sagt, niedrige Gesellschaftsschichten, oder die Leute sind prädestiniert dafür. Das kann jedem passieren, jung und alt. Bei uns zu Hause waren meine Eltern ja sehr streng, getrunken wurde nichts. Wenn ich heimlich geraucht hab', gab es Schläge, auch wenn ich mich heimlich mit einem Freund getroffen hab.

Bist du aufgeklärt worden?

Tina: Von meinen Eltern nicht. Damals wurde in der Schule noch abgestimmt, wer für Aufklärungsunterricht ist oder nicht. Meine Eltern waren total dagegen. Als ich aus dem Schwesternwohnheim abgehauen war und mit meinem ersten Mann zusammen war, haben meine Eltern eine Vermißtenanzeige aufgegeben. Ich hab' mich mit ihm auf einem Hausboot in Amsterdam versteckt. Aber die Polizei hat uns da aufgegriffen und wieder nach Deutschland verfrachtet. Zu meiner Hochzeit hatte ich meinen Eltern geschrieben und sie eingeladen, aber sie sind nicht gekommen. Seitdem war dann der Kontakt völlig abgerissen. Für meine Eltern war mein Mann auch ein Prolet, weil er ein einfacher Maurer war und tätowiert. Mein Vater war damals ja leitender Beamter bei der Polizei, jetzt ist er Rentner. Nachdem wir uns neulich versöhnt haben, sind sie jeden Tag zum »Mensch ärgere Dich nicht«-Spielen gekommen. Das wurde mir aber bald auch zuviel.

Hast du dir nie überlegt, eine Langzeittherapie zu machen?

Tina: Das hatte der Arzt mir ja angeboten, da hab' ich aber gesagt, nee, dann mach' ich lieber weiter. Ich kann nicht länger als drei Tage von zu Hause weg sein, dann krieg' ich Heimweh, besonders nach meinen Katzen.

Hast du Freunde oder Bekannte, die wie du aufgehört haben?

Tina: Ich persönlich nicht. Ich habe gehört, daß es zwei geschafft haben, aber ich weiß nicht, ob das stimmt. Ich glaube, die psychische Abhängigkeit bleibt immer. Wenn zum Beispiel jetzt einer reinkommt und mir das Zeug hinlegt, weiß ich nicht, was ich machen würde. Ich würde versuchen, sofort zu gehen. Ich könnte mir auch nicht mit ansehen, wenn sich jemand Heroin spritzt, dann müßte ich auch schnell gehen — oder ich würde mitmachen.

Thomas
Ich war immer ein ganz liebes, ganz braves Kind

Thomas ist 38 Jahre alt, sieht aber viel jünger aus. Er ist modisch gekleidet, ein hoch aufgeschossener, gepflegter Mann. Wenn er erzählt, versucht er sich stark zu konzentrieren und schließt dabei öfter die Augen. Es entstehen längere Pausen, in denen er sich auf den nächsten Gesprächsabschnitt vorzubereiten scheint. Ihm liegt ganz offensichtlich viel an der exakten Aussage.

Zunächst möchten wir dich beglückwünschen. Du hast gerade deine kaufmännische Lehre erfolgreich abgeschlossen. Wie geht's jetzt beruflich weiter?

Thomas: Danke, ich kann sogar in der Firma bleiben. Das macht sich in der Berufskarriere ja sehr gut, denn übernommen werden nur die Besten.

Hat es bei deiner Ausbildung Krisen gegeben? Wenn ja, worauf führst du die zurück?

Thomas: Ja, viele Krisen. Es lag sowohl an mir wie an dem Arbeitgeber. Der ist Alkoholiker. Die Tatsache als solche stört mich nicht, aber die Konsequenzen daraus, nämlich diese Unberechenbarkeit und Launenhaftigkeit. Das war schwierig für mich, damit fertig zu werden. Ich war teilweise in der Position eines achtzehnjährigen Lehrlings, aber ich bin achtunddreißig Jahre alt.

Welche Probleme, glaubst du, sind durch dich entstanden?

Thomas: Es war für mich ungewohnt, regelmäßig zu arbeiten. Ich habe ja vorher nie durchgehend gearbeitet. Laßt mich überlegen, wie ich die Schwierigkeiten genau benennen soll. Also, es war einfach schwierig, mich in so einem kleinen oder, besser gesagt, kleinkarierten Milieu wohl zu fühlen. Inzwischen berührt es mich nicht mehr so sehr. Am Anfang hab' ich mir alles so sehr zu Herzen genommen. Ich kam ja aus der Therapie, bevor ich mit der Lehre begann. Mit dem Ding drauf, man muß immer ehrlich sein und alles sagen, was man denkt, keine Gefühle unterdrücken. Das hat mich in der ersten Zeit sehr beeinflußt und auch sehr verletzlich und angreifbar gemacht. Die Folgewirkung daraus hat sich eine ganze Zeit hingezogen. Die erste Zeit nach der Therapie war wirklich grausam. Ich hab' im Hotel gewohnt und hab' nicht einmal ein Radio gehabt, gar nichts, monatelang ganz allein im Hotelzimmer. Nichts besessen, gar nichts! Das war schon schlimm, und ich bin dann auch erst mal rückfällig geworden.

Lief die Therapie parallel zu deiner Lehre, hast du zu dem Zeitpunkt begonnen, Remedacen zu nehmen?

Thomas: Das ist ganz kompliziert, ich müßte viel früher anfangen. Wo soll ich nur beginnen . . .

Dort, wo du denkst.

Thomas: Man fängt ja immer mit seiner Kindheit an. Ich könnte darüber stundenlang erzählen, ich bin ja schließlich ewig in der Therapie gewesen, und da muß man das immer von neuem erzählen. Also, ich bin ein richtiges Landei von Geburt. Ich stamme aus der tiefsten Provinz, irgendwie so heile Welt. Ich bin auf dem Bauernhof aufgewachsen. Früher hab' ich immer gesagt, meine Kindheit war total okay und in Ordnung, meine schönsten Erinnerungen. Aber es stimmt leider überhaupt nicht, wie es mir inzwischen durch die ganzen Therapien bewußt geworden ist. Ich bin erst mal unehelich geboren, und das auf so einem Dorf, Anfang der fünfziger Jahre. Und das war sicherlich für meine Mutter auch ganz, ganz schlimm. Ich war ein ungewolltes Kind. Ich weiß inzwischen auch, daß

116

meine Mutter mich eigentlich weggeben wollte zur Adop-
tion und daß sie auch gegenüber ihren Leuten verschwie-
gen hat, daß sie schwanger ist, und statt dessen erzählt hat,
sie hätte irgendwie eine Geschwulst. Die Leute, die dieses
Kind adoptieren sollten, wollten aber nur ein Mädchen.
Dann war ich aber kein Mädchen, und so stand meine Mutter vor diesem Dilemma mit dem Kind, mit der Schande, in
ihr Dorf zurückzukommen. Und das hat meine Mutter
mich, solange sie gelebt hat, auch spüren lassen. Daß ich
der Grund dafür gewesen bin, daß sie sozusagen entehrt
worden ist. Inzwischen weiß ich auch, daß das nicht nur
mein Empfinden ist, sondern das erzählen mir auch meine
Verwandten, zu denen ich inzwischen wieder einen guten
Draht habe, auch Freunde und Freundinnen meiner Mutter
haben es mir so bestätigt. Also, das ist ein Fakt. Dann bin
ich also bei meinen Großeltern aufgewachsen, wo außer
meiner Mutter auch noch ihre ganzen Geschwister waren.
So gesehen, war es für mich ganz toll.

**Du bist also ganz behütet aufgewachsen? In einer Großfa-
milie?**

Thomas: Richtig erzogen worden bin ich von keinem. Ich
konnte immer tun und lassen, was ich wollte, schon ziemlich zeitig. Ich bin deswegen auch schon sehr früh sehr
selbständig gewesen.

Warst du das einzige Kind dort?

Thomas: Ja, ich hatte nur mit Erwachsenen zu tun. — Als
ich etwa fünf Jahre alt war, hat meine Mutter geheiratet,
und da ging das Drama erst richtig los. Dieser Remberg,
den sie geheiratet hat und der mich großzügigerweise auch
adoptiert hat, der ist mit mir nicht klargekommen und ich
auch nicht mit ihm. Der hat mich dauernd verprügelt, und
so was kannte ich ja gar nicht, denn, wie gesagt, bin ich ja
nicht erzogen worden, streng oder so. Ich weiß es noch
ganz genau, als ich das erste Mal verhauen worden bin —

117

das vergesse ich niemals —, weil es auch absolut unbegründet war. Jedenfalls für mich, für mein Empfinden.

Du hast mehr an der Großfamilie gehangen als an deiner Mutter?

Thomas: Ja. Sie haben mich aus meiner Großfamilie rausgenommen, sind selber in ein anderes Dorf gezogen und haben mich mitgenommen. Ich wollte aber nicht mit, zumal ich zu meiner Mutter auch gar nicht so einen engen Kontakt hatte. Ich hatte zu meiner Großmutter, zu meiner Tante und meinem Onkel eine viel engere Beziehung. Zu dieser Frau und dann noch zu diesem fremden Mann wollte ich nicht. Ich wollte immer wieder zurück auf den Bauernhof — ja, und dafür bin ich dann verhauen worden. Ich hab' immerzu nur geschrien, ich wollte einfach nicht bleiben!

Wie lange hielt dieser Zustand an?

Thomas: Nur zwei Wochen. Dann haben sie mich doch wieder zurückgegeben, auf den Bauernhof. Aber ein Jahr später sind meine Mutter und ihr Typ in dasselbe Dorf, in dem ich lebte, zurückgezogen. Dann lief das Arrangement so, daß ich nachts bei ihnen schlafen mußte, aber außerhalb der Schulzeit bei meiner alten Familie war. Erschwerend kam für mich noch hinzu, daß sich meine Mutter und ihr Mann mit meiner Familie zerstritten hatten, ganz doll zerstritten. Ich war dann immer derjenige, der zwischen diesen beiden Parteien — innerhalb von Verwandtschaft kann wirklich sehr heftig und gemein gestritten werden — irgendwelche fiesen Briefe hin- und hertragen oder von einem zum anderen linke Sachen bestellen mußte. Ich kann mich noch gut daran erinnern: Das war immer so ein Weg von einem Kilometer zwischen den beiden Häusern, zwischen denen ich pendelte. Auf dem Weg hab' ich dann immer geheult, hab' mir aber sowohl bei den einen als auch bei den anderen nichts anmerken lassen. Bestimmte Sachen habe ich auch nicht ausgerichtet oder sie abgeschwächt. Das war sehr schlimm, daran erinnere ich mich noch sehr deutlich. Ich war auch immer ein ganz liebes, ganz braves und ganz ruhiges Kind. Sehr gut in der Schule und immer sehr angepaßt. Als ich dann aufs Gymnasium kam, hab' ich weiterhin jede Ferien bei meiner Familie auf dem Bauernhof zugebracht, bis ich ungefähr fünfzehn war. Dann bin ich total ausgeflippt, hab' angefangen, mich sozusagen rumzutreiben, bin über Nacht weggeblieben, hab' bei anderen Leuten gepennt und ein ganz selbständiges Leben geführt. Ich hab' dann auch angefangen, mir neben der Schule Geld zu verdienen, nachts in einer Discothek.

Kamst du damals schon mit Drogen in Berührung?

Thomas: Ja, als ich sechzehn war, fing es auch irgendwann mit den Drogen an. Das war Ende der sechziger Jahre, das hatte dann auch viel mit dem politischen Bewußtsein zu tun — aus heutiger Sicht finde ich das total kindisch, aber es war damals halt so. Zum Beispiel Haschisch rauchen, das hab' ich als Teil der Protestbewegung mitgemacht, das hat mich aber als solches gar nicht interessiert. Nur das ganze Drumherum, das war heimlich und verboten und irgenwie progressiv. Die Entwicklung dann war richtig klassisch: Als nächstes hab' ich Trips genommen. Das fand ich ganz lustig, aber irgendwie auch sehr unbefriedigend. Und irgendwann hab' ich dann das erste Mal Opiate genommen. In dem Moment empfand ich dieses besondere Gefühl, nach dem ich schon lange gesucht hatte.

Was war das für ein Gefühl?

Thomas: Das war das Gefühl »Mir kann keiner mehr«. Mir tut nichts mehr weh, mich kann keiner mehr verletzen. Das war für mich das Wichtigste. Ich fühlte mich sehr stark, sehr aktiv. Es war bei mir immer so: Wenn ich Opiate genommen hab, ging's richtig zur Sache, da hab' ich mich nicht still in die Ecke gesetzt.

Hast du die Drogen allein oder in einer Gruppe genommen?

Thomas: Viel allein.

Beschreib doch einmal, wie so etwas geht. Du warst achtzehn Jahre alt, gingst noch aufs Gymnasium, wohntest in einem Dorf, wie kommt man da an Opiate?

Thomas: Damals war es so, daß wir unseren Hauptbedarf durch Apothekeneinbrüche gedeckt haben. Ich war der einzige, der einen Führerschein und ein Auto hatte, deswegen wurde ich immer ganz gut gebraucht. Da waren andere, die schon viele Einbrüche gemacht hatten — ich hatte ja noch keine kriminellen Erfahrungen in irgendeiner Weise, war absolut unbescholten. Weil ich das Auto hatte, war ich natürlich auch voll mit beteiligt.

Wohntest du noch bei deiner Mutter und deinem Stiefvater? Haben sie etwas gemerkt?

Thomas: Nein, sie haben nichts gemerkt, ich hab' ja auch selten dort geschlafen, seit ich fünfzehn war. Und dann war es damals so mit mir: Innerhalb eines Jahres hatte ich mal die neuesten, schicksten Klamotten, dann monatelang nur gegammelt. Alles extrem. Die Schule hab' ich so gerade noch geschafft, mit dem Abitur abgeschlossen.

Wir verstehen das nicht ganz. Ein Junge vom Lande macht plötzlich Apothekeneinbrüche, fängt an zu spritzen . . .

Thomas: Das dürft ihr nicht als so einen plötzlichen Bruch sehen, das ging ja über die Softdrogenszene. Da war ich schon in dem Milieu, das war was Verbotenes und Geheimnisvolles, wovon die anderen alle ausgeschlossen waren, das hatte so etwas Elitäres. Wir haben uns auch lange als so elitär empfunden und sind auch so angesehen worden von den anderen in unserem Dorf, die das wußten oder ahnten.

Wer hat mit dem Drücken angefangen?

Thomas: Zwei Frauen — da hab' ich das zum erstenmal gesehen.

Was dachtest du, als du das beobachtet hast?

Thomas: Als ich das zum erstenmal sah, da hab' ich zufällig mitgekriegt, wie die einen Apothekeneinbruch gemacht haben, da hat mich das überhaupt gar nicht interessiert. Es hat mich auch nicht beeindruckt; ich fand es nicht schlimm oder abstoßend, ich fand's normal. Ich hab' auch was angeboten gekriegt, es hat mich aber nicht interessiert. Ich wußte ja auch nicht, was das ist.

Wie lange danach ging es bei dir los?

Thomas: Ganz bald danach. Das ging auch ganz eindeutig von mir aus. Je mehr ich mitgekriegt hab', wie das abläuft, um so mehr hab' ich das Bedürfnis gehabt, das mitzumachen. Das war super»in«, so war das damals, ich weiß nicht, wie das heute ist. Obwohl diejenigen, die drauf waren, mir abgeraten haben, sie sagten, mach das lieber nicht, dann wirst du süchtig! Süchtig — damit hab' ich nur in Verbindung gebracht, was in den Zeitungen damals stand, daß Haschisch süchtig macht, und ich wußte ganz genau, daß das Schwachsinn war. Da dachte ich, das hab' ich ja voll im Griff. Ich hab' darüber weiter gar nicht nachgedacht. Es war dann auch noch die Zeit, in der ich angefangen hatte, das Dorf zu verlassen. Ich hatte Freunde und Bekannte in Berlin und bin oft dorthin getrampt, häufiger geflogen. Ich hatte ja als Discjockey viel Geld verdient. Es war alles sehr schickeriamäßig und noch während meiner Schulzeit.

Wie hast du dir den ersten Druck gemacht, was waren deine Empfindungen?

Thomas: Es hat mir jemand gespritzt. Es war einfach so, ich wollte es unbedingt probieren, nachdem ich mitgekriegt hatte, wie die, die es schon machten, davon schwärmten, obwohl sie auch andererseits davor warnten. Sie haben mir auch gesagt, beim erstenmal wird dir sicherlich schlecht sein. Aber mir war nicht schlecht, wie ich es mir gedacht hatte. Ich konnte es total toll ab. Ich konnte auch immer ganz viel ab, so war es in meiner ganzen Drogenzeit. Ich mußte immer die größte Menge haben. Ich bin dann später auch nur ein einziges Mal umgeklappt.

Der Stoff kam immer aus der Apotheke?

Thomas: Ja, das war Morphium, Dilaudid, Eukodal, Jetrium, Palphium, natürlich nur die Topsachen, viel besser als Heroin! Und jedes Medikament hatte so seine ganz bestimmte Wirkung. Ich war in diesem Kreis drin und wurde als Fahrer für Einbrüche gebraucht.

Wie lange ging das gut?

Thomas: Ungefähr zwei Jahre.

Bei wie vielen Apothekeneinbrüchen warst du dabei?

Thomas: Bei unheimlich vielen. Bestimmt fünfzig. In den Apotheken war es damals sehr einfach, die Sachen waren auch ganz selten im Panzerschrank. Meistens hatten sie es ein bißchen versteckt, aber nach einer gewissen Zeit kannte man das schon. Man hatte einfach das Gespür dafür. Ich brauchte nur eine Schublade aufzuziehen, da waren die Opiate drin.

Was hast du nach dem Abitur gemacht?

Thomas: Inzwischen war ich ja richtig drauf. Ich hab' dann Zivildienst im Krankenhaus gemacht, in der urologischen Abteilung, wo jeden Tag Leute operiert wurden und wo immer angebrochene Morphiumflaschen offen rumstanden. Davon hab' ich mich ein ganzes Jahr lang immer versorgen können. So, daß ich niemals einen Entzug hatte. So was kannte ich gar nicht, weil ich mich ja immer bedienen konnte, ohne daß es auffiel. Aber irgendwann hab' ich auch was aus dem Giftschrank genommen, und dann ist es aufgefallen. Danach war zum erstenmal bei mir Hausdurchsuchung. Ich hab' ja immer noch bei meiner Mutter und bei meinem Stiefvater gewohnt, weil ich Zivildienst gemacht hab, und da verdient man ja bekanntlich nicht so gut. Na ja . . .

Was heißt na ja — es ist durch die Polizei rausgekommen? Und die Eltern wußten nichts davon?

Thomas: Ja, durch die Polizei. Bei der Hausdurchsuchung war ich selber gar nicht dabei.

Wie hat deine Mutter darauf reagiert?

Thomas: Nicht besonders. Mein Stiefvater war zu dem Zeitpunkt schon tot. Ich hab' nicht mehr in Erinnerung, daß sie mir eine Szene gemacht hat. Es hat ihr mißfallen, das war aber auch alles. Ich denke mal — das ist jetzt eine Interpretation —, für meine Mutter war es die Bestätigung dessen, was sie schon immer von mir erwartet hatte. Daß ich nichts tauge. Vorher hab' ich ja immer das Gegenteil bewiesen, indem ich gut in der Schule war, brav und lieb.

Welche Folgen hatte die Hausdurchsuchung für dich?

Thomas: Ich mußte das Krankenhaus verlassen und bin nach Berlin gegangen, was ich schon immer vorhatte, um an der Pädagogischen Hochschule zu studieren. Gleichzeitig hatte ich aber wegen der Polizeigeschichten einen Gerichtstermin und bin dann auch verurteilt worden, wegen zwei Apothekeneinbrüchen und drei Versuchen, was irgendwie rausgekommen war. Dafür hab' ich achtzehn Monate gekriegt ohne Bewährung — das war ein ganz schöner Hammer, ich war ja nur an der Beschaffung von Opiaten beteiligt. Achtzehn Monate Knast, und zwar mit einer Begründung, die ich nie vergessen werde — zwei Begründungen gibt es, die mir immer im Gedächtnis bleiben: Ich muß bei der Verhandlung etwas Negatives über mein Elternhaus gesagt haben, über diesen Remberg, der mich doch adoptiert hat, mir seinen guten Namen gegeben hat. Daraus haben sie konstruiert, daß ich mich undankbar gezeigt habe — eine Ungeheuerlichkeit fürs Gericht. Das andere war, daß ich als jemand mit Abitur, von meiner geistigen Fähigkeit her, hätte einsehen müssen, wie gefährlich Drogen sind, und daß ich deswegen besonders hart zu bestra-

123

fen sei. Ich müßte das aus dem Biologieunterricht wissen, sagten sie. Das war bei späteren Verhandlungen auch immer so, daß ich als der »Kopf der Bande« galt, weil ich die beste Bildung hatte.

Wie alt warst du, als du die Strafe abgesessen hattest?

Thomas: Zweiundzwanzig Jahre. Daß ich nach Berlin gegangen war, war für die auch noch der Beweis, daß ich meine Drogenkarriere fortsetzen wollte. In Berlin war ich aber auch wirklich voll drauf, ganz schlimm.

Woher hast du in Berlin die Drogen bekommen?

Thomas: In Berlin war natürlich nichts mehr mit Apothekeneinbrüchen. In Berlin gab es schon eine Szene, auf der Straße, da war ich drin.

Und woher kriegtest du das Geld für die Drogen?

Thomas: Einmal hatte ich ja während meiner Zivildienstzeit eine Ausbildung als Krankenpflegerhelfer gemacht. Die Nachtwachen wurden ganz gut bezahlt, pro Nacht 100 Mark. Das reichte aber trotzdem nicht aus, weil ich pro Tag 250 Mark brauchte. Da bin ich dann eben noch anschaffen gegangen, am Bahnhof Zoo. In dieser Christiane-F.-Szene, Gott hab sie selig.

Magst du darüber erzählen? War das deine erste homosexuelle Erfahrung?

Thomas: Nein, es war nicht meine erste homosexuelle Erfahrung. Wenn ich anschaffen gegangen bin, dann war es für mich nur ein Job. Ich habe das Geld, das ich verdient habe, sofort umgesetzt. Das Anschaffen habe ich also nur gemacht, um das Geld für Heroin zu haben. Da war ich gar nicht irgendwie beteiligt, das war auch akzeptiert, andere haben es genauso gemacht. Deswegen war man nicht schwul, das hatte mit Schwulsein gar nichts zu tun. Man war emotional gar nicht beteiligt, das sollte möglichst schnell gehen, zack, zack. Die schnellen Dinger waren die besten.

Wieviel hast du damit verdient?

Thomas: Dreißig bis fünfzig Mark für ein Quickie, hinterm Bahndamm, im Gebüsch, im Zoo, im Auto, auf dem Parkplatz. Meine eigene sexuelle Gefühlswelt war völlig außen vor, Kohle machen, das war mein Job.

War das einfach für dich?

Thomas: Überhaupt nicht. Ich habe es zu dem Zeitpunkt als leicht empfunden, aber hinterher ist mir aufgefallen — ich hab' noch nie im Leben etwas mit Alkohol zu tun gehabt, das ist nicht meine Droge —, zu der Zeit, als ich anschaffen ging, hab' ich außer, daß ich drauf war, auch noch Alkohol getrunken. Da war ich auch immer noch angetrunken, sonst konnte ich es wohl nicht. Das war ekelhaft. Meine sexuellen Erfahrungen, die ich vorher gesammelt hatte, waren interessant, aufregend. Das war eine andere Schiene. Ich kam vom Dorf, ziemlich beschränkter Horizont, ich glaub', ich wußte erst mit siebzehn, daß Homosexualität existiert. Dann komm' ich nach Berlin, wo es extra Lokale für Schwule gibt. Ich bin durch einen Schulfreund in die Schwulenszene gekommen, und das war toll. Das hab' ich als sehr befreiend, tolerant und weltoffen empfunden. Bis dahin hatte ich immer Beziehungen zu Frauen. Homosexuelle Erfahrungen hab' ich erst in Berlin gemacht. Erst, als ich in den Schwulenlokalen in Berlin verkehrt habe, bevor ich Heroin genommen habe. Da habe ich gemerkt, daß ich irgendwas mit Homosexualität zu tun hab'. Das hab' ich sehr genossen. Jedes Wochenende ein anderer. Mit dem Anschaffen hatt' ich ein paar hundert Mark pro Tag verdient. Trotzdem hatte ich oft nichts zu essen und konnte die Miete nicht bezahlen. Ich hab' gleich alles verballert. Je mehr ich angeschafft habe, desto mehr hab' ich verballert. Ich hab' nicht nur Heroin genommen und Speed, sondern auch speziell Ritalin. Und da hab' ich gemerkt, das ist die Droge, die ist für mich maßgeschneidert.

125

Was war das, hast du es gespritzt?

Thomas: Ja, das waren Tabletten, die hab' ich aufgelöst und gespritzt. Das wirkt wie Kokain, hält aber viel länger an, macht aber auch viel schlimmer paranoid, man hört Stimmen, ganz schrecklich. Es war dann so, daß ich ritalinabhängig war und das Heroin genommen habe, um davon runterzukommen. Heroin war eine Ersatzdroge für mich. Als ich dann ins Gefängnis kam, hab' ich einen Entzug gehabt, das war aber dann nach etwa vierzehn Tagen vorbei. Aber ich habe noch ein halbes Jahr danach jeden Tag, jede Nacht daran gedacht, daß ich alles dransetzen würde, wenn ich mir nur einmal einen Schuß Ritalin machen könnte. Ich konnte keine Nacht schlafen. Dieses Ritalin war für mich das Schlimmste, das ich in meinem Leben genommen hab'. Ich habe auch gemerkt, daß es mich psychisch total niedergemacht hat. Viel schlimmer als Heroin.

Gab es im Gefängnis Drogen?

Thomas: Nein, damals nicht. Ich war auch der einzige, der wegen Drogen einsaß. Allein, in der Einzelzelle, die ganzen achtzehn Monate. Es gab auch keinen Hafturlaub, daß man sich auf die Entlassung vorbereiten konnte.

Hast du Besuch bekommen, von deiner Mutter zum Beispiel?

Thomas: Nein, von meiner Mutter doch nicht! Ich hab' Besuch bekommen von meiner ersten Liebe, einer Frau, mit der ich zum erstenmal geschlafen habe und die ich auch sehr geliebt hab'. Die hat mich häufiger besucht. Mit der bin ich auch heute noch ganz lieb. Wir sind gut befreundet.

Was macht man den ganzen Tag in der Zelle?

Thomas: Nur Fummelarbeiten, Lüsterklemmen drehen. Arbeit, die Affen auch machen können, weil sie so einfach ist. Zum Schluß bin ich in die Anstaltsbibliothek gekommen zum Arbeiten.

Warst du nach deiner Entlassung clean?

Thomas: Ja, das habe ich gedacht. Das war ich auch erst mal. Dann hab' ich wieder studiert, in einer nahegelegenen Kleinstadt. Ich hab' mich dort aber ganz, ganz einsam gefühlt. Ich hab' zwar viele Bekannte gehabt, hab' mich aber ganz elendig einsam gefühlt. Ich weiß noch gut, daß es eine Zeit gab, ein halbes Jahr etwa, in der ich jeden Tag vor dem Fernseher gesessen habe, verzweifelt war, innerlich so erstarrt, daß ich nur noch fernsehen konnte. Da hab' ich dann wieder angefangen, Drogen zu nehmen. Bin dadurch wieder mit Leuten zusammengekommen, zu denen ich mich zugehörig fühlte, war wieder in der Szene drin. Ich war nach dem Gefängnis nur ein halbes Jahr clean.

Hast du dein Studium abgeschlossen in dieser Kleinstadt?
Thomas: Nein, ich bin wieder nach Berlin gegangen, weil die Möglichkeiten besser waren, Geld zu machen. Dort kam ich einfacher, billiger an Drogen. Bald war ich aber an einem Punkt angelangt, wo ich nicht mehr ein noch aus wußte, wo ich keine Wohnung mehr hatte. Ich wußte nicht, wo ich bleiben konnte, ich konnte nicht mehr anschaffen und mein Leben einfach nicht mehr ertragen. Dann hab' ich mich zum erstenmal damit beschäftigt, eine Therapie zu machen.

Hast du die Therapie in Berlin gemacht?
Thomas: Von Berlin aus hab' ich alles angeleiert mit der Therapie. Bin in die Kleinstadt zurückgegangen und hab' mich dort mit der Drogenberatung in Verbindung gesetzt und zum erstenmal Gespräche gehabt, Aufnahmegespräche für eine stationäre Therapie. Da waren sie noch so merkwürdig, man mußte heulen und mit den Zähnen knirschen und sich selbst beschimpfen: Ich bin ein dreckiger, schmieriger Junkie, und ich will mich bessern und so. Das konnte ich nicht und wollte ich nicht. Ich hab's dann fallenlassen. Als Vorbereitung auf die Therapie hatte ich körperlich schon entzogen und hab' eine Zeitlang nichts genom-

men. Ich hab' in einer Discothek gearbeitet, hatte wieder eine Freundin und nach einem Dreivierteljahr Leute aus der Drogenszene wiedergetroffen. Dann hab' ich wieder mal was genommen, ich weiß es noch, ich hatte Geburtstag, und in dem Moment hab' ich gesagt: So, jetzt bin ich wieder drauf. Und das war ich dann auch. Dann ging's wieder los. Ich hab' bis zwei Uhr nachts gearbeitet und bin dann Apotheken knacken gegangen, mit einem Kumpel, später dann mit einer Clique von vier, fünf Leuten. Nach einem Jahr hatten sie uns wieder. Da konnten sie mir zehn Einbrüche nachweisen. Dafür hab' ich dann auch drei Jahre gekriegt, natürlich ohne Bewährung. Und das war eine Schweinerei.

Warum hast du das so empfunden, man konnte dir doch so viele Einbrüche nachweisen?

Thomas: Es war so — ich weiß, das erzählen immer alle Leute —, aber es war wirklich so, daß die Staatsanwaltschaft darauf aus war, daß jemand auspackt, weil wir ja mehrere waren. Sie haben mir ein Angebot gemacht. Da ist extra so ein Oberstaatsanwalt angereist und hat gesagt, wenn ich reinen Tisch mache, könnte er mir versprechen, daß ich Bewährung kriege. Ich war damals so drauf, ich hab' gesagt, ich verzinke keinen! Aber die anderen haben wohl was erzählt. Darauf sind alle anderen nach der Untersuchungshaft rausgekommen und konnten in eine Therapie gehen, während ich meine drei Jahre gekriegt habe. Ich bin dann in einen C-Vollzug gekommen, das heißt, dort, da kommen die rein, die sehr lange haben, oder die hoffnungslosen Fälle. Da waren lauter Lebenslängliche. Damals war ich siebenundzwanzig und hab' die drei Jahre wieder in einer Einzelzelle abgesessen. Nach außen hin war es zwar alles abgeschottet, aber später hatte ich die Möglichkeit zu einem Fernstudium, nach etwa zwei Jahren. Dann kam ich in den A-Vollzug. Dort kann man einen ganz normalen Tagesablauf verbringen. Ich hab' also wieder studiert, mußte nur zum Pennen dorthin. Während der Haft in dem A-Vollzug, wo alles sehr locker war, hab' ich einen Freund aus der alten Clique in München besucht und wieder einen Apothekeneinbruch mit ihm gemacht. Da hab' ich gedacht, nee, wenn ich wieder rauskomme, geht alles wieder von vorne los, ich muß jetzt irgendwas machen. Und ich wollte dann von mir aus eine Therapie, bin auch gleich nach dem Knast in die stationäre Therapie gegangen. Die Gruppe, in der ich war, ist nach acht Monaten rückfällig geworden, ich dann auch. Sie wurde dann aufgelöst, und ich hab' noch einmal so ein Ding mit Apotheken gehabt, mit den alten Freunden, wieder ziemlich viele. Das war so Anfang der achtziger Jahre.

War das immer noch so einfach?

Thomas: Ja, war es damals. Heute ist es anders. Ich wußte ja auch, wie man die Alarmanlage abstellt. Ich konnte inzwischen schon ganz schön gut einbrechen. Nebenbei hab' ich studiert. Ich wollte ja mein Pädagogikstudium immer noch abschließen. Aber irgendwann sind wir dann gepackt worden, und es war das erste Mal, daß ich richtig während der Tat gepackt worden bin. Es folgte darauf ein halbes Jahr Untersuchungsgefängnis. Ich möchte noch sagen, daß ich mich in dem Knast, in dem ich drei Jahre gesessen hab', zuletzt richtig wohl gefühlt habe, das war echt mein Zuhause. Wenn ich Urlaub hatte, war ich richtig verunsichert; wenn ich dann abends zurückkam, hatte ich das Gefühl, jetzt kommst du nach Hause. Aber das halbe Jahr im Untersuchungsgefängnis war so schlimm, das hat mir gereicht, echt das Schlimmste, was ich an Knast mitgemacht habe, und da war ja einigs. So was Schreckliches, Kaputtes!

Kannst du das mal beschreiben?

Thomas: Also, die Zellen waren total überbelegt. Der totale Ausschuß der Großstadt, unheimlich viele Drogen natürlich, Drogen und Drogenabhängige, obwohl es nach außen so gesichert war, daß man überhaupt nicht aus der Zelle rauskam. Einmal in der Woche wurde man in so einen Saal getrieben, wie eine Viehherde, da kriegte man dann einen so blöden James-Bond-Film vorgesetzt, dann war Schluß. Das war die einzige Aktivität. Da bin ich — für mich völlig wider Erwarten — nach einem halben Jahr rausgekommen, mit der Auflage, eine Langzeittherapie zu machen, was ich ja auch wollte.

Wie kommt man zu Drogen im Knast?

Thomas: Die Drogen kommen mit den Besuchern, oder Leute, die Urlaub kriegen, bringen selber welche mit rein. In einem Gefängnis gab es eine richtige Drogenszene. Da haben auch Leute damit angefangen, Drogen zu nehmen, die draußen gar nichts damit zu tun hatten. Was für mich ganz selbstverständlich ist, bei dem Programm; wenn du den ganzen Tag nichts machen kannst, wirst du ja rammdösig.

Wie bezahlt man die Drogen?

Thomas: Also, Bargeld ist immer sehr gefragt, das hat einen sehr hohen Wert. In so einem Knast, wo Lebenslängliche sitzen, ist natürlich auch Prostitution gang und gäbe. Mit den Spritzen war es schon schwieriger, immer nur eine Pumpe pro Station. Die ging dann auch rum. Damals war auch noch nichts von AIDS bekannt, ich spreche vom Ende der siebziger Jahre. — Ich bin also in die Langzeittherapie gegangen, neunzehn Monate, und mit dem Therapieprogramm sehr gut zurechtgekommen. Das Wichtigste für mich war eigentlich, daß ich dort Olaf kennengelernt habe.

Wer ist Olaf?

Thomas: Olaf ist mein Lover, sozusagen, seit damals. Mit Unterbrechungen zwar, mit dramatischen, traumatischen Erlebnissen, aber immer noch. Das war für mich ein sehr einschneidendes Erlebnis. Bevor es mit Olaf anfing, ging es mir ganz schlecht. Ich habe Angst gehabt, ohne zu wissen, wovor. Ich hab' schlapp auf dem Bett gelegen, hab' geheult, bin apathisch gewesen und wußte nicht, was ist. Danach hab' ich mich in ihn verliebt. Drei Wochen vor Beendigung der Therapie sind wir da rausgeflogen, weil wir nicht erzählt hatten, daß wir eine Beziehung miteinander hatten. Wobei ich die ganze Zeit das Gefühl gehabt hab', die müssen das doch längst wissen, die haben es doch gemerkt.

Warum hat man euch aus eurer Beziehung einen Vorwurf gemacht?

Thomas: Wir hätten es nicht verschweigen dürfen. Man muß alles erzählen. Jeden Pups, der einem quer liegt, muß man ins Gruppenplenum tragen zur Abwägung und Beurteilung.

Aber eure Freundschaft war doch etwas Positives.

Thomas: Ja, aber in Therapien wird so was auseinandergenommen und untersucht, bis es irgendwie kaputt ist. Ist ja auch ganz klar, andere Leute, die da keine Beziehungen haben, sind unheimlich neidisch drauf. Man selbst hat also in so einer Beziehung eine Stütze, die anderen nicht. Sie vermuten dann, daß man Problemen aus dem Wege geht, weil man sich auf einen anderen Menschen zurückzieht.

Wie hat sich diese Therapie von der früheren unterschieden, in der du weinen und brüllen mußtest, wie du erzählt hast?

Thomas: Es war ziemlich ähnlich — aber ich war nicht mehr der, der ich acht Jahre vorher war. Bei mir war jetzt schon die starke Motivation da, aufzuhören. Was einzubringen, das war gewachsen. Ich hatte ja inzwischen viel mehr beschissene Sachen erlebt.

Wie ist der Tagesablauf in einer solchen Langzeittherapie?

Thomas: Das geht in sogenannten Gruppen. Man fängt an als jemand, der ganz wenig Rechte und sehr viele Pflichten hat, wobei die Pflichten einfach sind, wie Hausputz und

Essen kochen. Es sind etwa siebzehn Leute in einem Haus mit vier Therapeuten. Da gibt es dieses Stufensystem. Die länger dort waren, die mit Genehmigung der gesamten Gruppe und Therapeuten eine Stufe höhergekommen waren, hatten andere Pflichten und mehr Rechte. In der zweiten Stufe haben wir in einer Werkstatt gearbeitet. Das hat echt Spaß gemacht, auch wenn es nicht unbedingt mein Ding war. Aber was wir geschreinert und gebaut haben, das wurde verkauft, und wir haben Geld dafür bekommen. In der ersten Stufe ist man von der Außenwelt völlig abgeschlossen, in der zweiten hat man Kontakt, darf zu zweit oder zu dritt einkaufen gehen. Dann kommt die dritte Stufe, das ist sozusagen die Ablösungsstufe. Die ist nach außen hin orientiert, man soll Kontakt aufnehmen zu Behörden, auf Wohnungs- und Arbeitssuche gehen. Drei- bis viermal in der Woche gibt es Gruppensitzungen. Therapeutisch läuft da noch viel ab.

Was heißt das?

Thomas: Es kommt drauf an, was die für einen therapeutischen Ansatz haben, zum Beispiel gibt es da die Gestalttherapie. Da läuft eine Gruppensitzung so ab, daß jeder sagt, wie es ihm geht, und daß jemand, dem etwas besonders auf dem Herzen liegt, im Austausch mit dem Therapeuten sich in eine Situation aus seiner Kindheit versetzt — gefühlsmäßig — und diese auf der Gefühlsebene nacherlebt. Manchmal wird ihm dann erst klar, wie wichtig das gewesen ist. Sehr anstrengend, sehr tiefgehend.

Nachdem ihr aus der Therapie rausgeflogen seid, wie ging's dann weiter?

Thomas: Ich habe es gesagt, nachdem wir ein halbes Jahr befreundet waren, weil ich den Druck nicht mehr aushielt, das zu verheimlichen, dieses Gefühl. Das ging dann hin und her, mit Vorschieben von anderen Sachen, aber letztendlich lief es darauf hinaus, daß wir deswegen rausgeflogen sind, weil wir es nicht offen gesagt hatten. Wir haben dann zusammen gewohnt und sind sehr bald wieder drauf gewesen, wieder abhängig gewesen. Nach ungefähr einem Jahr haben wir uns entschlossen, wir müssen jetzt wieder in eine Therapie gehen. Es war wieder dasselbe: Einbrüche, Deaien, eben Beschaffungskriminalität. Ich hab' eine kaufmännische Ausbildung angefangen, ungefähr ein Jahr, obwohl ich voll drauf war.

Man hört von vielen Abhängigen, daß sie Krankheiten bekommen, auch psychische. Hast du die nie gehabt?

Thomas: Selten. Ich hab' mal ein Abszeß gehabt, nie Hepatitis. Nur in meiner allerletzten Zeit, da habe ich auch Barbiturate genommen, ganz am Schluß, als ich nicht mehr gearbeitet hab'. Das war der totale Abstieg. Der auch nach außen erkennbare Abstieg, was ich vorher immer verhindern konnte. Ich hab' immer noch so ein Bild nach außen hin bieten können, daß ich nicht beim Studium oder bei der Arbeit aufgefallen bin. Es war dann so, daß es nicht mehr gereicht hat, was ich genommen habe. Ich bin dann ins Schmuggelgeschäft eingestiegen, weil ich immer als Fahrer an der Grenze nach Holland so einen ganz guten Eindruck machen konnte. Ich hab' größere Mengen rübergeholt und dadurch auch größere Mengen zur Verfügung gehabt. Das hat auch nicht gereicht, dann hab' ich Barbiturate dazugenommen. Dann bin ich auch mal umgefallen und mit Blaulicht abgeholt worden und hab' auch die Kontrolle über mich, mein Äußeres, verloren. Das war das erste Mal, daß ich so richtig verwahrlost war. Olaf auch. Wir waren nur noch drauf, sonst gar nichts. Ich wußte nur noch, wir müssen raus, wir müssen in die Therapie.

Was hattet ihr von der ersten Therapie gelernt?

Thomas: Aufgrund der Erfahrung mit der Therapie wollten wir es diesmal ganz anders machen. Wir sind zur Drogenberatungsstelle gegangen und haben ganz offen gesagt:

Wir wollen in die Therapie, aber wir sind ein Pärchen, wir wollen zusammen. Gibt es ja auch inzwischen. Außerdem hab' ich Bewerbungen an alle möglichen Einrichtungen geschrieben, die ich so kannte. Komischerweise konnten sie lange gar keinen aufnehmen oder nur einen. Es lief dann so, daß der Berater gesagt hat, es gibt einen Platz für euch zusammen. Das dauerte dann, man muß ja die ganzen Unterlagen besorgen, wochenlang. Nach vier Wochen hieß es dann: Ihr könnt nicht von Anfang an zusammensein, aber so nach drei, vier Wochen. Nur deswegen sind wir da hingegangen. Tatsächlich war es aber so, daß wir total voneinander entfernt gehalten wurden. Es wurde alles mögliche veranstaltet, damit wir uns ja niemals sehen. Ein einziges Mal hab' ich mich nicht daran gehalten, hab' einfach mit Olaf gesprochen, nachdem wir uns zufällig begegnet sind, da bin ich auch gleich zurückgestuft worden. Wir wohnten in verschiedenen Häusern. Ich hab' immer wieder gebeten, daß wir uns sehen können, und hab' auf die Abmachung hingewiesen. Da wollten sie mich fertigmachen, sagten so was wie »schwul gleich krank«. Das hatte also ganz offensichtlich etwas mit unserer Homosexualität zu tun. Andere Pärchen konnten sich regelmäßig sehen, nach einer gewissen Zeit. Wir nicht, weil wir angeblich therapeutisch noch nicht soweit waren.

Hat es die Therapie beeinträchtigt, daß man euch trennte?

Thomas: Olaf ist nach sieben Monaten abgehauen. Ich denke heute noch, daß wir auch therapeutisch etwas zusammen hätten machen können, weil wir schon so lange zusammen waren. Wir waren beide auf dem gleichen Stand, und es war unserer beider Bedürfnis. Aber da waren die ganz rigide. Olaf ist also abgehauen, ich bin noch drei Monate länger geblieben und hab' aber sehr viel Sehnsucht nach ihm gehabt. Als ich in der allerhöchsten Stufe war, durfte ich nach Frankfurt fahren und hab' mir schon gedacht, wo ich Olaf finden konnte, und hab' ihn auch gefunden. Er war natürlich wieder drauf. Dann hat es nur zwei Tage gedauert, bis ich auch wieder drauf war. Kurz darauf mußte er wieder in den Knast, und ich hab' aufgehört und bin in das Ersatzdrogenprogramm, in das Remedacenprogramm, gekommen. Und das war für mich wirklich nur gut. Ich habe einen Ausbildungsplatz gefunden und eine Wohnung, hab' eine ambulante Begleittherapie gemacht und bin jetzt ein ganz normaler Mensch. Keiner denkt von mir, der's nicht weiß, daß ich irgendwas nehme. Daß ich je irgendwas mit Drogen zu tun haben könnte.

Wie geht es jetzt weiter? Ist dein Freund noch im Gefängnis?

Thomas: Der ist nach langer Zeit im sogenannten Drogenknast in Brauel jetzt wieder raus.

Durftest du ihn dort besuchen?

Thomas: Natürlich nicht, die haben alles drangesetzt, wir mußten sogar einen Vertrag unterschreiben, daß er mit mir ganz bestimmt keinen Kontakt aufnimmt.

Obwohl du inzwischen clean warst, eine Lehre gemacht hast, sozusagen guten Einfluß hättest ausüben können?

Thomas: Ich konnte ihn eineinhalb Jahre lang nie besuchen. Das ist wie in der Therapie, es wird alles drangesetzt, Beziehungen kaputtzumachen. Insbesondere schwule Beziehungen. Jetzt ist Olaf auch in einem Ersatzdrogenprogramm wie ich, und bis jetzt läuft es wirklich sehr gut. Das hab' ich gar nicht erwartet, daß es so gut bei ihm läuft. Er hat bestimmt noch keinen Rückfall gebaut.

Was ist für dich der nächste Schritt?

Thomas: Ich möchte mit dem Remedacen aufhören. Irgendwie ist es ja nicht so toll, so ein Schübchen Tabletten pro Tag zu nehmen oder nehmen zu müssen, das ist ja auch eine Abhängigkeit.

Du weißt, daß wir mit dem Buch auch Eltern und junge Leute erreichen wollen, die mit Drogen in Kontakt kommen. Kannst du einen Rat geben?

Thomas: Für mich persönlich ist das Fazit, daß es ganz furchtbar wichtig ist, daß sich Eltern der Verantwortung gegenüber dem Kind voll bewußt sind. Denn ich bin ganz sicher, was mich betrifft, daß die ganze Scheiße in meiner Kindheit angelegt worden ist, in meiner frühesten Kindheit, bevor ich geboren bin. Allein, daß meine Mutter mich überhaupt nicht haben wollte und mich dann auch entsprechend behandelt hat! Das ist das Wichtigste überhaupt. Wenn ich heterosexuell wäre, hätte ich Angst davor, Kinder zu haben, unwissentlich was falsch zu machen.

Nicole
Ich habe AIDS

Nicole ist 25 Jahre alt, klein und zierlich und durch Krank-
heit stark abgemagert. Ihr schmales Gesicht läßt ihre schö-
nen dunklen, von dichten Wimpern umrahmten Augen
noch größer erscheinen. Während der Gespräche raucht sie
selbstgedrehte Zigaretten. Das Sprechen fällt ihr offen-
sichtlich nicht leicht, sie atmet schwer.

Nicole: . . . es hat mich niemand im Krankenhaus besucht,
obgleich es alle vorher versprochen hatten. Bis auf Peter,
den ich von der Therapie her kannte. Da war ich sehr enttäuscht und sauer.
Wie lange warst du im Krankenhaus?
Nicole: Zuletzt sechs Wochen. Ich war erst vom 3. Februar
bis zum 14. März, dann war ich einen knappen Monat zu
Hause, dann wieder vom 14. April bis Ende Mai. Jetzt habe
ich eine Woche Urlaub gekriegt und muß morgen wieder
rein. Also, in diesem Jahr war ich mehr drinnen als draußen. Ich bin vor fünf Tagen mit 51 Kilo entlassen worden,
gestern beim Doktor wog ich nur noch 48 Kilo. Ich bekam
im Krankenhaus zwar Wunschkost, aber ich habe keinen
Appetit, nichts. Die geben sich da schon Mühe, ich versuche ja auch, es reinzustopfen . . .
Warum mußtest du jetzt behandelt werden?
Nicole: Wegen einer Lungenentzündung. Ihr wißt ja, ich
habe AIDS im vierten Stadium. Ich hatte im März schon
eine Lungenentzündung, die war nicht richtig ausgeheilt.
Ich wurde mit Fieber entlassen. Den Monat, wo ich zu

Hause war, hatte ich immer hohes Fieber, konnte nichts essen, da hat mein Hausarzt gesagt, jetzt reicht's. Dann bin ich zurück ins Krankenhaus, und nach drei Wochen haben sich die Ärzte erst bequemt, mich zu röntgen, und es wurde dann 'ne richtig schlimme Lungenentzündung festgestellt. Die ist jetzt soweit weg, aber es besteht immer noch die Gefahr, daß ich wieder eine kriegen kann. Deswegen soll mir morgen eine künstliche Vene am Herzen eingesetzt werden, damit man jederzeit Medikamente reinspritzen kann; ich hab' nämlich keine Venen mehr. Ich leide auch an Anämie, so daß ich mindestens einmal im Monat eine Blutkonserve brauche. Ich bin jetzt fix und fertig, ich hab' auch ziemlichen Streß in der Familie und dann die bevorstehende Operation . . .

Wirst du von deinem Hausarzt gut versorgt?

Nicole: Das Schlimme ist, mein Hausarzt sitzt im Bahnhofsviertel, und ich muß da an all den Dealern vorbei. Und weil ich im Moment so mit Problemen belastet bin, schwanke ich immer, wenn die mir was anbieten: Sagst du ja oder nicht ja . . . Dann sagen die Dealer auch noch, wenn du morgen kommst, kriegst du ein Päckchen umsonst. Momentan hab' ich ganz schön dran zu kämpfen.

Nimmst du Ersatzdrogen?

Nicole: Ja, Polamidon. Das muß ich mir immer bei meinem Hausarzt abholen. Ich hab' auch schon mal daran gedacht, eine Kur zu beantragen. Aber ich habe Angst, daß ich das nicht durchhalte, weil der Arzt mir gesagt hat, daß die Zeit zwischen den Krankenhausaufenthalten immer kürzer wird, weil mein Gesundheitszustand wirklich nicht gut ist. Auf jeden Fall habe ich für die Zukunft eine Haushaltshilfe beantragt, die vielleicht für mich einkauft und auch mal saubermacht. Denn am Samstag, wo ich gerade aus dem Krankenhaus kam und Milch und Toast holen wollte — der Supermarkt ist von mir knapp zehn Minuten entfernt —, da hab' ich eine Dreiviertelstunde gebraucht, um mit der Tüte nach Hause zu kommen. Ich war fix und fertig . . .

Kommst du mit der Dosierung des Polamidon zurecht? Nimmst du noch andere Medikamente?

Nicole: Damit ich überhaupt was esse, rauche ich ab und zu mal Haschisch. Dadurch kriege ich einen wahnsinnigen Appetit. Die Ärzte haben es mit allen möglichen Säften versucht, aber das hilft nichts. Ich habe große Angst, daß ich wieder in die Drogengeschichte reingerate. Denn ich wollte mein Polamidon erhöht haben. Die Ärzte haben es nur von zwanzig auf dreißig Tropfen hochgesetzt. Das ist ein Tropfen auf den heißen Stein. Ich brauche jetzt fünfzig. Ich hatte mich ja schon selbst heruntderdosiert, aber jetzt, wo ich meine Probleme habe, muß ich wieder hoch dosieren, damit ich nicht wieder anfange mit dem Drücken. Davor habe ich mindestens so große Angst wie vor der Operation. Weil ich AIDS habe und Polamidon nehme, kann ich keine Vollnarkose bekommen, sondern nur örtliche Betäubung. Nachdem die künstliche Vene eingesetzt ist, muß ich noch zwei Wochen im Krankenhaus bleiben, damit die Ärzte beobachten können, ob mein Körper die nicht abstößt oder eine Entzündung entsteht. Dann kriege ich auch noch zwei Bluttransfusionen.

Bei der ärztlichen Betreuung im Krankenhaus besteht aber doch keine Gefahr, daß du rückfällig wirst?

Nicole: Das denkt ihr! Wenn ich aufstehen kann und raus darf, doch. Die Straße, wo gedealt wird, ist ja nicht weit entfernt. Ich würde zwar länger brauchen in meinem Zustand, aber weit ist die nicht. Da sind so viele Dealer, die bieten einem gleich Stoff an. Wenn ich sag', ich hab' nur dreißig Mark, dann würden sie ihn mir auch für dreißig Mark geben. Aber ich will morgen noch mal meinen Arzt anrufen und ihm sagen, daß ich so gefährdet bin und mehr Tropfen haben möchte. Wenn ich jetzt wieder Gift nehmen würde, wäre ich in ein bis zwei Monaten tot. Und ich möchte gern noch ein bißchen länger leben.

Hast du mit den Ärzten darüber gesprochen?

Nicole: Ja. Die Ärzte haben mich auch gewarnt, wenn die Vene eingesetzt ist am Herzen, dann dürfte ich keinen Rückfall bauen, nichts reinspritzen, dann wäre ich sofort tot. Deswegen will ich eben, daß das Pola erhöht wird. Und noch eine Sorge habe ich: Ich hab' da einen Gerichtstermin gegen einen Dealer. Gott sei Dank hat aber mein Arzt attestiert, daß ich dazu nicht in der Lage bin.

Solltest du aussagen?

Nicole: Ich hatte mal die Nase voll und hab' einen angezeigt. Wo ich gesehen habe, eine Bekannte von mir, die hat einen 16jährigen Sohn, und der ist praktisch verführt worden zum Drücken. Das hat mir so weh getan. Deshalb bin ich zur Polizei gegangen, zur Kripo, und hab' gesagt, der und der verkauft. Und ich hab' gesagt, da ich sowieso nicht mehr lange zu leben habe, habe ich auch keine Angst, eine Aussage zu machen. Aber eben nur eine richterliche Vernehmung. Aber der Richter hat mich abgelinkt und ist ins Krankenhaus gekommen, Ende Februar, und hat der Ärztin gesagt, daß er mich vernehmen will. Er hat ihr aber nicht gesagt, daß der Angeklagte vor der Tür steht, mit Handschellen und einem Bewacher zur linken und rechten Seite. Als die Ärztin in ihr Zimmer ging, haben sie ihn in den kleinen Raum gebracht, in dem ich verhört werden sollte. Da haben die so eine richtige Gerichtsverhandlung gemacht, mit Staatsanwalt, Schreiberin, Dolmetscher, dem Angeklagten und zwei Beamten. Und danach war ich so fertig, ich hab' am ganzen Körper gezittert und mich nur noch übergeben. Es war nur eine richterliche Vernehmung abgemacht! Ich habe wahnsinnige Angst gehabt, weil jetzt bekannt war, in welchem Krankenhaus ich liege, daß aus Rache jemand reinkommt und mir ein Messer reinrammt.

Da liegen Kranke neben mir am Tropf — jeder kann da rein-
kommen. Es ist aber Gott sei Dank nichts passiert. Aber das
gleiche wollten sie jetzt noch mal machen, daß ich vor dem
Angeklagten aussage. Das mach' ich nicht! Ich hab' auch
keine Kraft. Jetzt habe ich nur so Angst vor dem Eingriff
morgen. Das hatte ich auch vor der Rückenmark- und Kno-
chenmarkpunktion. Und das Schlimme ist, man gibt mir
keine Beruhigungsmittel, weil ich Polamidon kriege. Die
sagen, Sie kriegen Polamidon, fertig, aus. Obwohl ich genauso aufgeregt bin wie jeder andere, wie ein ganz normaler Patient. Letztesmal war es so schrecklich — eigentlich
sollte dieser Eingriff schon vor einer Woche gemacht werden —, da wurde ich für 11 Uhr morgens bestellt. Aber erst
um 15 Uhr kam ein Arzt und sagte, weil sie AIDS haben,
können Sie nur als letzte in den Operationssaal. Wir haben
jetzt einen Notfall bekommen, Sie müssen bis zum Abend
warten. Ich war so schockiert und habe gesagt, Sie sind
doch Arzt, Sie müssen mir doch helfen! Dann haben sie es
also auf morgen verschoben. Ich hoffe, daß ich nicht wieder warten muß, dann raste ich aus.

**Wenn wir dich richtig verstehen, hast du deine ganze
Angst vor der Operation schon einmal durchlebt?**

Nicole: Ja, weil ich AIDS habe, werde ich so schlecht behandelt. Vier Stunden hab' ich letztesmal in einem kleinen
Raum gewartet. Da mußte ich so einen Krankenhauskittel
anziehen. Nach zweieinhalb Stunden hab' ich gesagt, ich
möchte rauchen. Dann haben sie mir meine Sachen wie-
dergebracht, einen anderen Kittel, damit ich mich zum
Rauchen in den Flur setzen konnte. Da bin ich dann auch
sitzengeblieben, ohne Essen und Trinken. Nichts. Ich bin
ganz fertig, wenn ich an morgen denke.

**Wollen wir das Gespräch beenden, ist es nicht zu anstren-
gend für dich?**

Nicole: Nein, ihr lenkt mich ab. Beim Sprechen denk' ich

auch immer an meine Mutter. Sie wollte mich heute anrufen.

Wo wohnt deine Mutter?

Nicole: In München.

Und dein Vater?

Nicole: Meinen richtigen Vater kenne ich nicht, und der, der mich von klein an großgezogen hat, der ist vor einem Jahr gestorben, nach einer Herzoperation ins Koma gefallen und nicht mehr aufgewacht. Den hab' ich als meinen Vater anerkannt, denn er hat mich großgezogen. Das war praktisch mein Daddy, und ich war auch ziemlich fertig, als er gestorben ist. Mein Bruder ist auch mein richtiger Bruder, von meinem richtigen Vater. Er liebt mich wahnsinnig, der hat so Angst um mich, der hat Alpträume nachts und schreit und weint. Er sagt immer, hoffentlich passiert ihr nichts, er macht sich wahnsinnige Sorgen um mich. Er ist älter als ich, hat erst bei der Kripo gearbeitet, das war ihm aber zu anstrengend. Jetzt ist er arbeitslos und jobbt hier und da. Er hat eine eigene Wohnung, aber hin und wieder schläft er bei meiner Mutter, weil sie so alleine ist. Meine Mutter ist echt engagiert. Sie setzt sich wahnsinnig für schwache Menschen ein. Sie war im Elternkreis für drogenabhängige Jugendliche, und ehrenamtlich hat sie AIDS-Kranke und Behinderte betreut, obwohl sie nach einem Schlaganfall mit Lähmung selber schwer behindert ist. Sie setzt sich auch wahnsinnig für mittellose Leute ein, obwohl sie selber kein Geld hat. Sie hat manchmal zwei, drei Tage gehungert und hat mir Geld geschickt, damit ich mir Lebensmittel kaufen kann.

Weiß sie von deiner Drogenabhängigkeit?

Nicole: Ja, sie hat mich zweimal verhaften lassen. Damals, als ich noch zu Hause war, hat sie die Polizei angerufen und gesagt, meine Tochter ist hier, sie hat bestimmt Drogen bei sich, kommen Sie sofort, um sie zu verhaften.

**Wie hast du darauf reagiert? Hast du das als Verrat emp-
funden oder als ein Stück Fürsorglichkeit akzeptiert?**

Nicole: Ich war sauer auf sie! Ich hatte eine Wut! Erst nachdem ich entzogen hatte, in der Zwangstherapie, ist mir bewußt geworden, daß sie es nur aus Angst um mein Leben
gemacht hat.

**War ihre Haltung eine Hilfe für dich? Hätte sie dich durch
eine andere Verhaltensweise vom Heroin abbringen können?**

Nicole: Nein, überhaupt nicht. Ich weiß keine Hilfe. Viele
in Drogenberatungsstellen sagen ja, die Eltern sollen die
Kinder rausschmeißen, wenn sie Drogen nehmen. Und
meine Mutter hat gesagt, sie gibt mir kein Geld, damit ich
mir auf keinen Fall Stoff kaufen kann. Aber wenn ich kam
und gesagt habe, Mutti, ich hab' Hunger, da hat sie mir geholfen, hat mich nicht rausgeschmissen. Vielleicht hätte
sie mich dabei unterstützen können, einen Therapieplatz
zu kriegen. Das ist ja wahnsinnig schwer. Ich weiß, daß es
zum Beispiel in Berlin einfacher ist. Wenn man da im Krankenhaus entzogen hat, gibt es eine Übergangseinrichtung,
bis ein Therapieplatz frei ist. Aber man muß selber wollen.
Ich bin immer nur zur Therapie gegangen, weil meine Mutter das wollte. Ich hab's für meine Mutter getan, aber nicht
für mich. Und deshalb lief's immer schief . . .

. . . bis zur Zwangstherapie, von der du gesprochen hast?

Nicole: Bis ich eine Straftat begangen habe, selber Stoff für
einen Ausländer verkauft habe. Da bin ich von der Polizei
geschnappt worden, verurteilt worden und hab' Paragraph
64, Zwangstherapie in Brauel, bekommen, und da war ich
zweieinhalb Jahre. Anfangs bin ich noch auf Flucht gegangen, über Zäune geklettert und so. Dann hat sich das gelegt, und ich hab' den erweiterten Realschulabschluß
nachgeholt. Da war ich neunzehn Jahre alt.

Und danach?

Nicole: Nach der Entlassung bin ich in eine Kleinstadt gezogen und hab' eine Lehre angefangen. Gleich am ersten Tag bin ich zum Arbeitsamt und hab' eine Lehrstelle als Hauswirtschafterin bekommen. Ich hab' dann dort mit meinem Freund, den ich bei der Therapie kennengelernt hatte, zusammengewohnt. Nach einem halben Jahr gab's Probleme zwischen uns. Dann bin ich wieder rückfällig geworden, kam ins Krankenhaus zum Entzug, wurde wieder rückfällig — wieder Entzug. Und kurz vor der Prüfung bin ich, weil man bei mir Haschisch gefunden hatte, verhaftet worden und ins Gefängnis gekommen. Dort bin ich für haftunfähig erklärt worden und bin wieder ins Landeskrankenhaus Brauel gekommen, wegen eines ärztlichen Gutachtens: Therapie aussichtslos, therapieresistent und haftunfähig. Ich bin entlassen worden und habe mich sofort mit einem Drogenprojekt in Verbindung gesetzt.

Wie und wann hast du von deiner Krankheit erfahren?

Nicole: 1983, im Landeskrankenhaus Brauel. Die haben festgestellt, daß ich positiv bin. Das haben mir der Arzt und der Therapeut mitgeteilt. An dem Tag hab' ich auch erfahren, daß ich schwanger bin. Da mußte ich abtreiben. Ich hatte damals eine feste Beziehung, und mein Traum war es, ein Kind zu bekommen. Vielleicht wäre alles anders gekommen, wenn ich ein Kind gehabt hätte — aber ein krankes Kind zu haben, das ist doch eine zusätzliche Belastung.

Was hat die AIDS-Hilfe für dich getan?

Nicole: Ich bin gleich an einen Arzt gekommen, der mir Remedacen verschrieben hat. Weil ich es aber nicht vertragen habe, zusammen mit dem AIDS-Präparat, das ich nehme, bin ich innerhalb eines Monats ins Polamidonprogramm gekommen. Das war echt gut für mich. Da hörte das Jagen nach dem Geld auf. Man bekommt Sozialhilfe, das Geld ist nicht gleich am zweiten Tag alle, sondern man holt regelmäßig sein Polamidon, kann normal essen, weggehen, ins

Grüne fahren, man hat ein bißchen Geld. Man muß zwar sparsam leben, aber man ist wenigstens nicht am dritten Tag pleite und muß keine Straftaten begehen, das ist das Allerwichtigste. Ich kenne viele Leute, die ins Polamidon-programm wollen, die noch voll drauf sind, aber die werden nicht aufgenommen, und die können einfach nicht mehr. Die müssen Straftaten begehen, auf den Strich gehen, das kotzt die an. Die wollen ins Polamidonprogramm, können aber nicht, weil keine Aufnahmen mehr gemacht werden und überwiegend nur für Leute, die HIV-positiv sind. Oder andere sind erst ein Jahr abhängig und haben noch keine Therapie gemacht, da läuft nichts! Schlimm!

Verändert sich die Drogenszene?

Nicole: Ja. Immer mehr jüngere Leute nehmen Drogen, 13jährige, 14jährige. Ich bin manchmal richtig erschrokken, wenn ich die jungen Leute sehe, die bei den Ausländern kaufen, echt schlimm! Die Polizei steht auf der anderen Seite und macht nichts! Die gucken sich das an, wie die Jugendlichen sich das kaufen. Die sollen die Dealer doch gleich verhaften, die haben doch das Zeugs bei sich! Besonders bei den jungen Leuten. Bei den Altjunkies hat's wahrscheinlich keinen Sinn, die wollen auch nicht aufhören, aber bei den Jungen . . .

Du warst auch noch jung, als du angefangen hast?

Nicole: Stimmt. Ich habe mit vierzehn angefangen zu drükken. Mit vierzehn wurde ich dazu verführt, von einem Freund, der über zwanzig Jahre alt war. Zuerst habe ich nur zugeguckt, dann wollte ich's probieren. Er hat's mir zum Sniefen gegeben. Ich hab' dann oft die Schule geschwänzt, aber trotzdem meinen Abschluß geschafft. Dann wollte ich auch mal eine Spritze. Erst hat er es alle vierzehn Tage gemacht, dann jede Woche. Wenn ich Taschengeld hatte, habe ich dann angefangen, selber was zu besorgen. So bin ich langsam abhängig geworden.

Wird man gleich nach der ersten Spritze süchtig?

Nicole: Nein, da muß man schon drei, vier Tage hintereinander spritzen. Dann fühlt man leichte Schweißausbrüche, Unwohlsein, Durchfall. Ich würde sagen, man ist abhängig, wenn man zwei Wochen zweimal täglich spritzt.

Du bist aber sehr schnell abhängig geworden?

Nicole: Ja, ich bin irgendwie geflüchtet von zu Hause. Ich mußte den ganzen Haushalt machen; meine Mutter ist arbeiten gegangen, im Akkord, zwei Schichten. Sie hat nie Zeit für uns gehabt und war immer aggressiv. Ich bin viel geschlagen worden. Also, meine Mutter hat mich nicht mit der Hand geschlagen, sondern mal mit dem Feuerhaken — da hab' ich hier noch eine Narbe — und mal mit dicken Holzbügeln. Mein Bruder hat sich oft vor mich gestellt und dann die Schläge abgekriegt. Sie hat auch mal ein Bügeleisen nach mir geworfen, das alles, weil sie so große Probleme in der Firma hatte, weil sie Ausländerin ist. Türkin. Wenn sie sich nicht so gut ausdrücken konnte, wurde sie viel von deutschen Kollegen gehänselt. Scheißkanacke, Knoblauchfresser, sagten die. Dann war sie so aggressiv, daß sie die Aggressionen an uns Kindern ausgelassen hat. Wenn mir mal was runtergefallen ist, was umgekippt auf dem Tisch, dann hab' ich gleich eine reingekriegt.

Aber heute ist doch deine Mutter ganz anders?

Nicole: Ja, sie ist besorgt, hilft mir, wo sie kann. Sie ist hergekommen, um mir mein Lieblingsessen zu machen, weil ich nichts essen mochte. Da hat sie unheimlich viele Schulden auf sich geladen, wegen der Fahrkosten, der Lebensmittel.

Arbeitet deine Mutter noch?

Nicole: Nein, sie ist schwerbehindert, erwerbsunfähig. Sie hatte einen Schlaganfall mit Lähmung, Wirbelsäulenoperation. Ihr droht ein Leben im Rollstuhl, dabei ist sie erst 51. Sie hat eine Ausbildung als Krankenschwester. Weil es aber Sprachschwierigkeiten gab, hat sie in der Fabrik gearbeitet. Am Band.

Und dein Stiefvater?

Nicole: Meine Mutter hat nur mit ihm zusammengelebt, denn er war schon verheiratet. Der hat 'ne Firma besessen, eine eigene Firma. Und da hat meine Mutter gearbeitet, da haben sie sich auch kennengelernt. Mit vier Jahren bin ich aus der Türkei zu ihnen nach Deutschland gekommen.

Hat dein Stiefvater euch nicht beschützt, wenn deine Mutter euch geschlagen hat?

Nicole: Das wußte er nicht, das durften wir nicht sagen.

Hat er euch finanziell nicht unterstützt? Warum mußte deine Mutter so hart arbeiten?

Nicole: Ab und zu, aber meine Mutter hatte so ihren Stolz! Sie bringt ihre Kinder selber durch! Das ist bei den Südländern so, daß sie ihren eigenen Stolz haben und nicht gern annehmen. Meine Mutter ist erst ganz allein nach Deutschland gekommen und hat in einem kleinen Zimmer zur Untermiete gewohnt, in einem feuchten Keller, hat sich aus Holzkisten einen Tisch gemacht und hatte nur eine Matratze zum Schlafen. Sie hat Tag und Nacht gearbeitet, und sie mußte eine Kaution an die türkische Regierung bezahlen, damit sie ihre eigenen Kinder nach Deutschland holen konnte. Sie hat unter den schlimmsten Bedingungen gelebt, um uns Kinder rüberzuholen.

(Eine Woche später. Besuch im Krankenhaus.)

Wir haben gehört, daß sich dein Operationstermin noch einmal verschoben hat?

Nicole: Ja, obwohl schon ein Krankenwagen bestellt war. Ich bekam einen Anruf vom Krankenhaus. Sie sagten, ich solle ein paar Tage später kommen. Vier Tage danach bin ich dann operiert worden. Ich mußte wieder ein paar Stunden warten, statt morgens kam ich erst nachmittags dran. Die Operation hat auch länger gedauert als geplant, über eine Stunde. Ich hatte große Schmerzen. Nach der Operation sagte eine Schwester zu mir: Wegen Ihnen müssen wir jetzt den ganzen OP saubermachen! Sie meinte wegen AIDS, denn nach mir wurden noch andere Patienten operiert, und normalerweise wird nur abends alles so richtig desinfiziert. Na ja, ich bin zum Glück ein richtiges »Stehaufmännchen«. Die Ärzte sagen zwar, daß ich wohl nur noch etwa ein Jahr habe, daß ich dann sterbe. Aber ich will, daß ich mich wieder gut fühle, ich möchte leben, Spaziergänge machen, meine Mutti in München besuchen — das sind meine Wünsche.

(Drei Wochen später. Nicole ist inzwischen aus dem Krankenhaus entlassen.)

Warum mußtest du länger als vorgesehen im Krankenhaus bleiben?

Nicole: Ich habe wieder eine leichte Lungenentzündung bekommen. Gestern sollte ich mich wieder im Krankenhaus melden, ich bin auch hingefahren, aber vorm Krankenhaus wieder umgekehrt, ich hab' es mit der Angst gekriegt. Jetzt muß ich das erst mal meinem Arzt beichten. Er sagt, es müssen noch eine ganze Reihe Untersuchungen gemacht werden. Ich muß zum Neurologen, weil ich keine Reflexe auf der linken Seite im Bein habe. Seit sie mir die Vene eingesetzt haben, ist ein paarmal am Tag die ganze Seite taub. Dann muß ich auch noch zum Frauenarzt, weil ich seit über zwei Wochen Blutungen habe. Ich hab' eine Zyste und muß unters Messer. Ich bin damit voll ausgelastet: zum Arzt gehen, in die Apotheke und dann vielleicht noch zum Sozialamt. Abends schotte ich mich vollkommen ab; ich geh' nicht mal mehr ans Telefon. Ich kann gar nicht erklären, warum ich mich auf einmal so zurückziehe und keinen Kontakt mit anderen haben will, nur noch mit meiner Mama. Ich will einfach meine Ruhe haben. Andererseits würde ich gern Kontakt zu anderen haben, aber ich denke immer, das sind Junkies. Und ich wohne ja Parterre, wenn die dann mal drauf sind — ich habe einfach Angst davor. Es haben mich auch zu viele enttäuscht. Die haben sich mit mir getroffen und waren voll bis oben hin. Vielleicht kapsel' ich mich deswegen ab. Auch von meinem Mann. Der hat sich eh nur noch einmal gemeldet wegen der Versicherung. Sonst nichts. Er wohnt wieder bei seinen Eltern. Die sind auch froh, daß sie nichts mehr mit mir zu tun haben.

Magst du uns die Geschichte deiner Ehe erzählen? Ist es das Verhalten deines Mannes, das dich jetzt so deprimiert, so viel mutloser macht als neulich im Krankenhaus?

Nicole: Ich war ja am Anfang richtig verknallt in meinen Mann. Auch weil er meine Sucht und meine Krankheit akzeptiert hat, das fand ich toll.

Wann und wie hast du ihn kennengelernt?

Nicole: Vor sechs Monaten in der U-Bahn. Er hat mir gegenübergesessen und mich die ganze Zeit beobachtet und schließlich angesprochen. Dann haben wir uns verabredet. Er hat jeden Tag bei mir angerufen, mir viel mitgebracht und sich nach und nach bei mir eingenistet. Und schon nach ein paar Wochen kam er mit dem Vorschlag, zu heiraten. Da hab' ich gedacht: zugreifen!

Wieso zugreifen?

Nicole: Weil ich zu dem Zeitpunkt ja schon sehr schwer krank war. Es ging mir überhaupt nicht gut. Und ich hab' auch an die Sicherheit gedacht, daß dann immer jemand da ist, wenn mir was passiert, daß jemand bei mir ist und ich nicht allein bin. Er war ja auch vor der Heirat ganz fürsorglich und lieb zu mir. Und mein ganz großer Traum war eine »weiße Hochzeit«, so eine romantische Heirat mit langem weißem Kleid und Schleier. Ich hatte dann bei der Hochzeit hohes Fieber, aber es ist sehr schön gewesen. Das Kleid sollte zuerst 900 Mark kosten; Bekannte haben mir es dann für 400 Mark besorgt. Kurz nach der Hochzeit bin ich ja ins Krankenhaus gekommen, da hat sich mein Mann total geändert, total.

Hat die Hochzeit mit deiner Mutter, deinen Schwiegereltern und anderen Verwandten stattgefunden? Wußten die von deiner Krankheit?

Nicole: Damals wußten sie es noch nicht. Die haben es erst vor kurzem erfahren, durch meine Mutter. Denn meine Schwiegermutter, die nicht wußte, daß ich AIDS habe, hat gesagt, ich soll mich nicht immer so anstellen und soll mehr essen und spazierengehen. Da hat es meiner Mutter gereicht, und sie hat gesagt, meine Tochter hat AIDS.

Wie hat sie darauf reagiert?

Nicole: Schlimm. Die haben Angst gehabt, daß sie sich angesteckt haben, weil ich da mal geschlafen habe und meine Wäsche dort gewaschen wurde und weil sie mich bei der Hochzeit mal umarmt und geküßt haben. Auf keinen Fall dürfen es die Nachbarn und Verwandten erfahren, haben sie gesagt. Sie haben keine Lust, isoliert zu werden. Meine Mutter hat auch meinen Nachbarn im Haus gesagt, daß ich Krebs habe. Wenn die die Wahrheit erfahren würden — so, wie ich die manchmal sprechen höre über AIDS —, die könnten mir Steine in den Weg legen. Da könnte ich die Wohnung verlieren.

Wie hat dein Mann reagiert, als er es erfuhr? Wie hast du es ihm erzählt?

Nicole: Ich hab' ihm gesagt, ich will dir jetzt mal etwas über mich erzählen, wenn du danach aufstehen und gehen willst, ist es nicht schlimm. Aber ich muß es loswerden, ich bin HIV-positiv. Ich hab' ganz fest damit gerechnet, daß er gehen würde. Aber er hat nur gesagt, ich weiß, daß es nur ansteckend ist bei ungeschütztem Geschlechtsverkehr. Da war ich fasziniert! Und dann nach der Hochzeit die totale Veränderung. Da hab' ich ihn gebeten, mich zum Arzt zu

150

fahren. Er hat nur gesagt, das kostet zuviel Spritgeld, sieh zu, wie du da selber hinkommst. Laß den Arzt Hausbesuche machen! Er wurde wohl auch sehr von den Eltern beeinflußt, die ihn finanziell unterstützen.

Wie erklärst du dir die Veränderung? Warum wollte er überhaupt so schnell heiraten?

Nicole: Heute bin ich mir da sicher: gerade, weil ich AIDS habe und er dadurch Vorteile hat. Er braucht nämlich nicht in den Knast. Er hat eine Strafe offen für ein halbes Jahr wegen schwerer Körperverletzung. Und er wollte von mir und meinem Arzt ein Gutachten haben, daß ich AIDS habe und er nicht in den Knast kann, weil er mich pflegen muß.

Wann hast du das erfahren?

Nicole: Als ich im Krankenhaus lag. Da hat er ein paarmal mein Konto geplündert, das Geld, das ich ihm anvertraut habe. Er hat keine Miete bezahlt, alles nur für sich ausgegeben. Dann hat er eben nach dem Gutachten vom Arzt gefragt, und auch von meiner Therapeutin wollte er es haben.

War es so einfach für ihn, dein Konto abzuräumen?

Nicole: Ja, er war unterschriftsberechtigt. Bis vor einem Monat war er beim Bund. Jetzt arbeitet er als Autoverkäufer, hat also genug Geld.

Hatte dein Mann auch etwas mit Drogen zu tun?

Nicole: Nein, mit Drogen nicht, er war im Zuhältermilieu. Wenn ich ihn auf sein verändertes Verhalten anspreche, geht er mir aus dem Weg. Ich hab' jetzt auch die Scheidung eingereicht. Er ist auch nie mit mir ausgegangen, weil wir immer sparen mußten. Zum Glück gehört mir die Wohnung. Er hat bei mir umsonst gewohnt, nichts bezahlt. Und wenn er bei der Bundeswehr Mittagspause hatte, hat er bei seinen Eltern gegessen. Es reicht mir dann; ich hab' ihn rausgeschmissen, als ich das letzte Mal aus dem Krankenhaus kam. Ich hab' ihm die Schlüssel abgenommen und gesagt, das ist hier kein Hotel! Dabei wollte ich ihm noch

eine Chance geben. An dem Tag, als ich aus dem Krankenhaus kam, bat ich ihn, mir etwas zum Essen zu besorgen. Er
ist abends um sieben losgegangen und erst morgens um
vier nach Hause gekommen, aber ohne Essen. Da war für
mich der Fall klar. Er hat dann gleich seine Mami angerufen und gesagt, er müßte wieder dort wohnen, weil ich ihn
rausgeschmissen habe.

**Diese Verwandlung ist doch ein großer Schock für dich
gewesen. Wie hast du das verkraftet?**

Nicole: Ich habe erst mal wieder einen Rückfall gebaut. Es
war zuviel für mich. Daß er einerseits sagte, die werden
schon noch ein Mittel gegen AIDS finden, andererseits mir
deutlich zu verstehen gab, daß ich ihm alles überschreiben
soll. Wenn ich also den Löffel abgebe, tot bin, will er nicht,
daß meine Mutter sich die Sachen untern Nagel reißt, sondern er will alles haben. Wir haben ja zur Hochzeit viel bekommen: Handtücher, Brotmaschine, Eierkocher, Bettwä-
sche. Das ist auch ein Scheidungsgrund. Er geht sich nur
amüsieren, läßt mich tagelang mit hohem Fieber und ohne
Essen liegen und treibt sich rum mit meinen paar Mark.

Was hast du für Pläne nach deiner Scheidung?

Nicole: Ich habe überhaupt keine Pläne mehr. Nach München zu meiner Mama möchte ich. Ich muß irgendwie auf
die Beine kommen. Als ich geheiratet habe, hatte ich ja Zukunftspläne, wir wollten verreisen. Aber jetzt ist überhaupt
nichts mehr. Ich hab' auch den Antrag gestellt, daß meine
Mutter mich mal besuchen kann, sie kann das Fahrgeld ja
nicht bezahlen. Bei mir sagt das Sozialamt, die Fahrten zahlen sie nur bei alten Leuten, bei jungen Leuten wie mir nicht.
Dabei möchte ich doch so gern meine Mutter besuchen. Ich
kann kaum noch essen. Ich wiege jetzt nur noch 45 Kilo. Der
Arzt sagt auch, an mir ist nichts mehr dran. Vielleicht, wenn
ich wieder mit meiner Mutter zusammen wäre, würde ich
wieder essen, allein macht es sowieso keinen Spaß.

Oliver S.
Mein Vater hat mich gerettet

Oliver S. ist 27 Jahre alt, blond, schlank. Er spricht hastig und verhaspelt sich oft. Er trägt einen Jeansanzug, Cowboy-stiefel und Silberschmuck an den Händen. Wir müssen sei-nen Redefluß öfter unterbrechen. Er hat offensichtlich ein starkes Mitteilungsbedürfnis.

Oliver: Also, ich habe leider immer die Angewohnheit, vom Hundertsten ins Tausendste zu kommen, unterbrecht mich bloß, wenn ich mich verzettel'. Ich könnte euch den ganzen Tag unterhalten, auch morgen noch, kein Problem! **Erzähl uns doch erst einmal, wie lange du schon Remeda-cen nimmst.**

Oliver: Seit Oktober 1987. Und ich bin momentan von sechzig Tabletten auf zehn runter, das ist schon eine Lei-stung. Der Grund dafür ist, ich habe eine wunderbare Frau gefunden, es läuft wirklich absolut sagenhaft. Bloß sexuell eben nicht so gut, wegen der Remis. Das ist also der Haupt-grund, die Remis runterzudosieren.

Besteht nicht die Gefahr, daß du leicht wieder abrutschst, wenn du sowenig nimmst?

Oliver: Das Abrutschen passiert nur, wenn ich in Versu-chung gebracht werde, wenn irgendeiner mit Spritzen, Gif-ten in der Nähe ist. Dann wird es in der Tat schwierig, das ist fast wie 'ne Pawlowsche Konditionierung.

Das bedeutet also, daß du alte Kontakte abbrechen mußt?

Oliver: Ich hab' die Kontakte ja schon zum größten Teil ab-gebrochen. Ich möchte aber gern chronologisch erzählen, wie alles mit den Drogen begann. Dadurch erklären sich viele Sachen besser. Also, fangen wir mal da an. Als Kind, als ich so fünf, sechs Jahre alt war, wollte mein Vater zu bestimmten Anlässen, wenn ich abends länger aufbleiben durfte, wie Weihnachten zum Beispiel, daß ich nachmittags neben ihm auf der Couch schlafe. Er pennte dann, und ich konnte nie schlafen. Er meinte, ich müßte mangelnden Schlaf vorher ausgleichen.

Und das hat dich so gestört?

Oliver: Der Zwang, der Druck! Ich hab's als vollkommen sinnlos, unangenehm empfunden, nur als Druck. Mit neun, zehn Jahren kam ich dann mal an Schlaftabletten, hab' sie genommen, und die Erfahrung, daß damit etwas zu beeinflussen war, daß ich plötzlich schlafen konnte, war ein irres Erlebnis für mich. Ich hab' in dem Alter auch tierisch mit Chemie herumexperimentiert, ein paarmal fast die Küche in die Luft gesprengt. Die Beeinflussung meiner Psyche mit Chemie, also Tabletten, das war faszinierend. Das war eine ganz zentrale, entscheidende Erfahrung meines Lebens. Chemie war ein absolutes Steckenpferd von mir. Meine Mutter war Apothekenhelferin, mein Vater war früher Pharmazie-Großhändler, wir hatten das ganze Haus voller Tabletten, Spritzen und so weiter.

Waren die Tabletten für dich leicht zugänglich? Hatten die Eltern sie nicht verschlossen?

Oliver: Ich wußte immer, wo alles versteckt lag, ich hab' immer alles gefunden. Dann kam einmal diese Äther-Erfahrung, mal ganz weg zu sein, ganz zu träumen. Das hab' ich mal abends im Bett so weggeschnüffelt, mit zehn. Das waren also meine ersten Erfahrungen damit, sich selbst beeinflussen zu können. Dann kam meine Konfirmation 1973. Da war ich dreizehn und hab' ein Buch geschenkt bekommen, das hieß »Versunkene Welten«. Darin sind alle Absonderheiten, die nicht in unser wissenschaftliches

Weltbild passen, gesammelt. Der Autor ist auch besonders auf Hexensalben abgefahren. Die Hexen haben ja früher so Kräuterextrakte zusammengetragen, sich eingerieben und hatten ihre Reise zum Blocksberg. Solche Vision zu haben hat mich wahnsinnig fasziniert. Weg zu sein, jenseits des Realen. In dem Sommer bin ich dann, nach der Anleitung in diesem Buch, mit einem Freund durch die Wälder gefahren und hab' alle möglichen Pflanzen und Beeren in mich reingefressen. Nichts hat etwas gebracht. Aber die Sehnsucht war dadurch geweckt. Und dann kamen noch mehrere Sachen zusammen. Ich hab' den Film »Easy Rider« gesehen — freies Leben mit Marihuana, irre, den Film hab' ich mir zehnmal angeguckt. Dann kam meine erste Liebe dazu, und es kam auch zu Konflikten im Elternhaus. Mein Vater war mehr so ein Rechtskonservativer — bis dahin hab' ich alles nur nachgeplappert. Ich bin dann in so kommunistische Kreise gekommen, auf dem Gymnasium. Da kam so langsam das Erwachen der eigenen Persönlichkeit und das pubertäre Gegen-alles-Sein. Nach vier Wochen machte meine Freundin plötzlich aus heiterem Himmel Schluß, und ein älterer Junge aus meiner Klasse, der sitzengeblieben war, bot mir Hasch an. Eigentlich fand ich es nur toll, Hasch zu rauchen, um es dem Mädchen irgendwie heimzuzahlen. Sie hat mich sitzenlassen, also knall' ich mich jetzt voll mit illegalen Drogen.

Wie hat das Hasch auf dich gewirkt?

Oliver: Es hat mir eigentlich nichts gebracht. Ich hab' nichts gespürt, wenn ich ganz ehrlich bin im nachhinein. Das Mädchen ging noch weiter in meine Klasse, und beim Julklapp hat sie mir ein Antidrogenbuch zukommen lassen, und dann entwickelte sich so etwas wie ein Antiding: Ich nahm Drogen, weil sie mich so verletzt hatte, und sie war dagegen, weil sie doch noch Interesse an mir hatte, das war so ein Psychospielchen. Dann kamen wir auch wieder zusammen, für zwei Monate, und dann war es wieder aus heiterem Himmel aus. Eine Faszination für Drogen war da schon bei mir vorhanden. Es gab ja Mitte der siebziger Jahre die tollsten Antidrogenbücher, die übertrieben, wie schlimm das alles war. Das hatte genau den gegenteiligen Effekt bei mir: Ich hab' diese Bücher verschlungen, die haben mich so geil gemacht wie der schärfste Porno. Richtig heiß gemacht hat mich auch diese Nummer »Ach, ich bin ja so kaputt«. In einem Buch hab' ich dann gelesen, daß sich in England so ein paar Mädels Pervitin gespritzt hatten. Ich schaue also in unsere Hausapotheke, die verschlossen war, aber ich habe beide Scharniere aufgeschraubt und die Tür rausgehoben, so kam ich ran. Da fand ich also Pervitin, und ich wußte auch, daß wir im Haus noch so alte, dicke Glasspritzen hatten. Ich hab' dann das Zeug aufgekocht, obgleich ich davon null Ahnung hatte, daß man das filtern muß, ich hab' es mir also einfach so reingespritzt in die Vene, so richtig mit Schmerz und Blut. Selbsthaß reinprojizieren, das war schon irre!

Was passierte danach?

Oliver: Es war wunderschön, sich in Depressionen zu aalen. Und ich konnte ja im Unterricht, wenn ich mich meldete, auch stolz die Einstiche zeigen. Das Mädchen hat es auch beobachtet, aber ich hatte keinen Erfolg damit, und sie hat dann auch bald die Schule verlassen. Ich hab' mich zu der Zeit auch wahnsinnig mit Pharmakologie beschäftigt, kannte jede Substanz, wie sie wirkt. Und mit den Eltern, Lehrern und Klassenkameraden war ich immer im Clinch. Ich hatte nur zwei Freunde, die sich die Drogen mit mir geteilt haben, sonst niemanden.

Warum kamst du mit keinem mehr zurecht?

Oliver: Es kam folgendes in unserer Familie hinzu: Wir waren bitterarm, seitdem unsere Familie wieder in Deutschland war. Wir hatten vorher in Äthiopien gelebt, da wurde ich auch geboren, mein Opa führte dort eine Apotheke. Vater hatte sich mit ihm überworfen. Aber in der Bundesrepublik hatten wir auch kein Glück: Jede Firma ging pleite, in der mein Vater war. Er war sehr verzweifelt, das hat er mir später gesagt, und er fing an, sich selbständig zu machen. Holzhäuser zu bauen und mit Hirse zu handeln. Ich mußte auch immer mitarbeiten. In unserem Gymnasium waren fast nur Kinder reicher Leute. Es war dann für mich die einzige Chance, mich positiv abzusetzen, als Hippie oder Freak, mit zerrissenen Klamotten. Da hab' ich aus der Not eine Tugend gemacht. Diese ganzen Nullachtfünfzehn-Sachen der Klassenkameraden, die Kinder der reichen Leute, da war ich außen vor.

Aber warum lagst du im Clinch mit allen?

Oliver: Weil nie Verständnis da war, weil mein Vater unheimlich autoritär ist. Ich weiß, daß ich darunter immer noch leide. Er hat sich heute allerdings sehr gewandelt.

Wie war das Verhältnis zu deiner Mutter?

Oliver: Mutter stand immer zwischen uns. Vater und ich waren wie Feuer und Wasser. Mutter mochte mich und auch Vater. Da stand sie immer dazwischen. Ich hatte immer ein gutes Verhältnis zu ihr, muß ich sagen, auch in schlimmen Phasen. Sie war schon ein feiner Kerl.

Und dein Verhältnis zu den Lehrern und Klassenkameraden, warum war das so schlecht?

Oliver: Diese ganze Konsumscheiße, die blöden Discos, auf die die anderen standen, das fand ich alles so oberflächlich. Gegen die Lehrer hab' ich rebelliert, wohl auch, um irgendwie Aufmerksamkeit zu erheischen.

Hast du weiter Tabletten genommen oder gespritzt? Woher hast du das Zeugs bekommen?

Oliver: Jede Menge Tabletten konnte ich mir von zu Hause beschaffen. Wir hatten Massen an Mustern. Mein Onkel ist auch Chemie-Großhändler. Dann ist die Großmutter von meinem Freund gestorben, die hat Medikamente gesammelt, die hatte so einen Sammlertick. Ihre Mutter auch; da waren noch Medikamente von Anno dazumal, die haben wir uns geballert. Ich hatte so einen Koffer voll mit Tabletten, nur Tabletten, ohne Verpackung.

Wann sind deine Eltern dahintergekommen, daß du die Medikamente mißbraucht hast? Die haben doch sicher die Einstiche bemerkt?

Oliver: Mutter hat es erst richtig gemerkt, als ich an den Venen Abszesse bekam. Die hab' ich mir noch mit der Rasierklinge aufgeschnitten, weil ich damit nicht zum Arzt gehen wollte. Sie hatte es vorher vielleicht irgendwie schon geahnt, aber sie hat verhindert, daß Vater davon etwas erfahren hat. Denn wenn der das gewußt hätte zu dem Zeitpunkt, wäre ich sicher ins Heim gekommen oder sonst was. Ich fing dann auch an, im Garten Hanf anzubauen, dadurch hab' ich eben auch das Hasch bekommen.

Wie beurteilst du heute, daß deine Mutter dich so lange geschützt hat? Ist das eine Hilfe für dich gewesen?

Oliver: Auf jeden Fall. Wenn mein Vater es erfahren hätte, wäre ich den ganz kaputten Weg gegangen, total aus der Bahn geworfen worden. Ich habe das Glück gehabt, daß immer ein gewisser roter Faden in meinem Leben war, der soziale Rückhalt, eine Restbindung. Ich bin kein richtiger Junkie geworden. Als ich etwa sechzehn war, fing ich an Gedichte zu schreiben, die wurden an andere Leute weitergegeben, die auch Gedichte geschrieben haben. Da hatten wir 1977 auch immer so eine Dichterlesung. So bin ich in einen Freundeskreis gekommen, an Leute, die durchschnittlich drei, vier Jahre älter waren als ich. Das waren richtige Hippies, mehr auf der psychedelischen Seite. Trips und Gras — ich war ja auf Chemie fixiert —, das hat sich wunderbar ergänzt. Dort war ich natürlich auch immer im Zwang, mich zu beweisen, als der Jüngste.

Wie abhängig warst du damals von den Drogen, welche Wirkung hatten sie für dich?

Oliver: Ganz verschiedene. Einmal, anerkannt zu sein innerhalb der Gruppe. Gegenüber den anderen etwas Besonderes sein, den Selbsthaß auszuleben, aus der ganzen Normalität rauszukommen. Die Spannung, unter der ich ohne Drogen stand, wurde gelöst. Die psychologische Bedeutung war wichtiger als alles andere. In dieser Gruppe hatte ich dann auch die ersten Trips. Da hab' ich zum erstenmal erlebt, was ich mir immer ersehnt hatte: einen Maßstab für alle Drogenwirkungen, auch für Hasch. Ich hatte ja eineinhalb Jahre gekifft. Damals hab' ich geglaubt, daß das eine soziale Zuordnung ist, auf der ich mein Leben aufbauen kann, daß Drogen eine Klaviatur sind, auf der ich spielen kann.

Du warst fest davon überzeugt, mit den Drogen umgehen zu können? Hast du keine Angst gehabt, daß du abhängig wirst, daß die Drogen dein Leben bestimmen, daß da ein neuer Zwang auf dich zukommt?

Oliver: Nein, überhaupt nicht. Die Trips haben sich dann gehäuft. Von zweihundert waren vielleicht zwanzig gut. Der Rest war dieser amerikanische Nervenkampfstoff.

Konntest du denn unter diesen Umständen überhaupt deinen Schulabschluß machen?

Oliver: Die Schule ging bis 1979. Ich bin zweimal sitzengeblieben. Deshalb hab' ich auch nur einen Hauptschulabschluß. Ich war auch mittlerweile die Unperson auf der Schule, hab' den kommunistischen »Arbeiterkampf« verkauft und so weiter.

Was hast du nach der Schule gemacht? Waren deine Eltern nach dem Schulabschluß großzügiger mit dir?

Oliver: Das war verrückt. Ich mußte bis damals noch immer um neun Uhr zu Hause sein. Wenn ich nur eine Minute später kam, durfte ich ein anderes Mal nicht weg. Wirklich harsch. Damit hoffte mein Vater mich vor vielem bewahren zu können. Dafür habe ich aber in der kurzen Zeit, die ich hatte, doppelt reingehauen. Mit siebzehn hat das aufgehört. Als ich mit der Schule fertig war, konnte ich machen, was ich wollte.

Du hast einen jüngeren Bruder. Hat sich dein Vater ihm gegenüber auch so autoritär verhalten?

Oliver: Nein. Mutter hat den praktisch ganz ferngehalten, der hat von Vater praktisch kaum was mitgekriegt. Vater fing zu der Zeit auch an mit seiner Selbständigkeitsgeschichte. Als ich aufgewachsen bin, war Vater permanent da. Als Matthias in das bewußte Alter kam, fing Vater an zu arbeiten und abends noch eine Heilpraktiker-Lehre zu machen. Er war dann abends um zehn erst zu Hause.

Wann hat dein Vater denn von deinem Drogenkonsum erfahren?

Oliver: Er hat nichts gemerkt, ich bin auf Trip manchmal nach Hause gekommen, das haben sie nicht gepeilt. Man lernt auch, zu tricksen. Mutter hat es gewußt, Vater absolut nicht. Aber trotzdem hab' ich früher viel Dresche bekommen. Wir hatten den sogenannten »gelben Onkel«, das war ein Rohrstock. Heute leugnet mein Vater es, aber es war so. Bis vierzehn, fünfzehn hab' ich damit etwas bekommen. Wenn ich mal gelogen hab', zum Beispiel. Ich hab' auch mal so kleine Modellflugzeuge geklaut, da hat ein Freund mich verpetzt. Da bin ich verhört, verprügelt worden, mir ist alles Spielzeug weggenommen worden. Eine andere Sache, in der ich die starke Prägung von Vater sehe. Als Kind durfte ich kein Kriegsspielzeug haben. Einmal bekam ich eine Pistole von jemand anders geschenkt. Ich durfte aber nie spaßeshalber auf einen anderen zielen. Als ich das mal gemacht habe, stürzte Vater gleich auf mich zu und hat sie kaputtgemacht. Mit elf Jahren fing so eine Faszination für Kriegsspielzeug bei mir an. Ich kannte alles über den Zweiten Weltkrieg, jede einzelne Schlacht. Ich hab' Kriegsmodelle gebaut, in die Luft gesprengt, hab' die Dinger auch geklaut — das zog sich bis zur Bundeswehrzeit hin.

Zurück zur Zeit nach der Schule. Hast du zu arbeiten begonnen?

Oliver: Ja, ich hab' kurz in einer Bäckerei gearbeitet. Dann traf ich einen alten Kumpel aus der Volksschule wieder, der in Australien lebte. Der war Fixer. Ich hatte zwischendurch auch immer mal gedrückt, aber ich hatte kein konkretes Suchtverhalten. Allgemein war mir nach Droge, aber nicht nach einer spezifischen. Und als ein Freund aus Indien mit Morphium kam, geriet ich in die erste richtige Fixphase. Zwei Monate lang, und ich hatte danach keinen Entzug. Damals hatte ich auch meine ersten Horrortrips. Sah nur noch grelles Licht, als ob die Nerven durchbrennen. Und dann kam die Angst. Ich merkte, daß Opiate immer wichtiger für mich wurden, eine Art Medizin. Schließlich ging ich nach Indien. Das war der Traum für mich. Ich wollte dort Schmuck kaufen, hier mit Gewinn wieder verkaufen — ich dachte, ich mach' endlich mein Ding im Leben. Ich bin also nach Bombay geflogen und auch dort geblieben. Ich war da nur am Reinballern, kann mich kaum noch an etwas erinnern. Dann ist mir mein ganzes Geld geklaut worden. Ich war total kaputt, hatte Ekzeme am ganzen Körper und wog nur noch 48 Kilo.

Welche Drogen hast du in Indien genommen, und womit hast du sie bezahlt?

Oliver: Ich hab' alles genommen, was ich kriegen konnte, und hab' mit dem Geld bezahlt, das ich aus Deutschland mitgebracht hatte. Aber dann war das Geld alle, ich bin zur Botschaft gegangen. Vater hat Gott sei Dank das Ticket bezahlt, und ich bin wieder nach Deutschland geflogen, total erledigt. Dort wurde ich langsam wieder aufgebaut. Aber das schlimmste war, daß ein Traum völlig im Arsch war.

Zu dem Zeitpunkt hat dein Vater dann endlich von deiner Drogensucht erfahren?

Oliver: Nein, das hat er auch damals noch nicht realisiert. Mutter hat es gepeilt, Vater hat alles für eine Tropenkrankheit gehalten. Es war auch ein Segen. Ich hab' dann nur noch Valium genommen und hatte fürchterliche Alpträume. Ich bin dann mit der Freundin meines australischen Freundes zusammengekommen, die war voll auf Fixe. Die besorgte mir dann Heroin. Wir sind auch zusammengezogen, und das ging so lange gut, solange ich hin und wieder heimlich zu uns ins Haus geschlichen bin und Gold geklaut habe. Wir hatten Goldschmuck aus Äthiopien als eiserne Reserve. Dann hat die Freundin mich rausgeschmissen. Ich also wieder Vater angerufen und gefragt, ob er mich abholt, und bin wieder nach Hause gezogen. Das mit dem Klauen wurde von meiner Mutter vom Vater ferngehalten. Sie war natürlich darüber ziemlich verzweifelt, sie hat das eben alles allein getragen. Wir haben stundenlang geredet, sie hat mir immer wieder verzeihen können. Ich hab' dann schließlich einen Therapieversuch gemacht bei der Drogenhilfe. Der Therapeut wollte mir dann beweisen — also meine Mutter war ziemlich korpulent gebaut —, daß ich in jeder Frau, die einen dicken Arsch hat, meine Mutter sehe und diesen ganzen Quatsch. Da hab' ich gedacht, leck mich, und hab' aufgehört.

Warst du dann vorübergehend clean?

Oliver: Ich hab' noch ein bißchen geballert, aber es ging. Ich hab' auch verschiedene Jobs gemacht. Es steckte aber die Angst in mir, was mach' ich? Wie bekomme ich eine Integration in diese Gesellschaft? Hilfsarbeiter war ein Alptraum für mich. Da hab' ich gedacht, ich geh' zur Bundeswehr, mach' vier Jahre eine Krankenpflegerausbildung, das kann nicht allzu schlimm sein. Mit dem Krankenpflegerschein kann man ins Ausland gehen, Entwicklungshelfer werden. Ich bin aber abgelehnt worden, weil ich nur einen Hauptschulabschluß hatte. Kurz danach traf die Einberufung zur Bundeswehr ein. Da bin ich in ein Transportbataillon nach Westfalen gekommen. Es war grausig, in der ersten Woche war ich nur am Heulen, am Saufen. Dann auch keine Drogen, nur am Wochenende ein bißchen Haschisch, wenn ich mal zu Hause war. Dann haben sie festgestellt, daß meine Leber ziemlich im Eimer war, und mich auf die Isolierstation geschickt. Das hat mir wenigstens einiges an Härten in der Grundausbildung erspart. Dann bin ich ins Panzerbataillon nach Norddeutschland gekommen. Da wurde kanisterweise gesoffen, ein Alptraum!

Hast du mitgesoffen?

Oliver: Na sicher, immer nur gesoffen, es war ein einziges Grauen. Dann kam eine Phase, in der ich mich langsam eingewöhnt habe. Es kamen neue Leute, das hat dann ein wenig Entspannung gebracht. Als ich mit einem aus dem Stab Wachdienst gemacht habe, hat der mich überredet, beim Bund eine Berufsausbildung zu machen.

Wie lange mußtest du dich verpflichten?

Oliver: Vier Jahre, die Wehrdienstzeit wurde mit angerechnet. Es war eine Ausbildung zum Unteroffizier, Stabsdienst, was zivilrechtlich dem Bürokaufmann entsprechen würde, also eine kaufmännische Ausbildung. Ich war dann so in einem Hoch und treffe auch noch meine erste Liebe aus der Schulzeit wieder. Große Liebe. Und dann fand ich auch noch Mohntee.

Was ist das?

Oliver: Mohntee wird aus Mohnkapseln gemacht, die werden ausgekocht. Ein Freund von mir aus Marokko kam mit der Idee nach Deutschland, aus den Blumenhandlungen Mohnkapseln zu besorgen. Und diese aufgekochten Kapseln war *die* Medizin! Heute gibt es das ja nicht mehr.

Wie hat diese »Medizin« gewirkt?

Oliver: Sie hat mir Sicherheit, Ruhe gegeben. Die »braune Gülle« hat auch bis zu 24 Stunden gewirkt. Ich bin während der Zeit nie körperlich süchtig geworden. Ich hatte nie was mit ins Manöver genommen, das waren immerhin zwei Wochen.

Es hat also nie jemand etwas gemerkt?

Oliver: Nein, nie. Dann kam ein Unteroffizierslehrgang in Süddeutschland. Da hab' ich drei Monate lang nichts geballert. Während der Zeit erfuhr ich, daß meine Mutter an Krebs erkrankt war. Das hat mich ganz schön mitgenommen. Nach dem Lehrgang hab' ich mir wieder Mohntee gekocht. Den Unteroffizierslehrgang hab' ich als Bester abgeschlossen. Am Wochenende bin ich dann immer nach Hause gefahren, wegen Mutter und meiner Freundin. 1983 war ich dann Unteroffizier. Ich hatte zum erstenmal Erfolg! Das hat mir enormes Selbstbewußtsein gegeben. Ich hab' mir eine Wohnung eingerichtet, und ein Freund von mir hat den Trick gefunden, den Mohn vom Blumengroßmarkt zu kaufen, beim Großhändler. Da haben wir uns für fünfhundert Mark gleich eine Kiste mit tausend Kapseln gekauft. Natürlich brauchten wir dafür einen Gewerbeschein. Den hatte der Freund besorgt. Wir haben gesagt, wir machen Blumengebinde, solche fürs Grab, wißt ihr? Das sind so getrocknete Mohnkapseln für Trockengestecke, Grabgestecke. Ich hab' das dann auch so hingekriegt, daß ich nur noch jeden zweiten Tag Mohntee getrunken habe.

Wo hast du nach dem Unteroffizierslehrgang gearbeitet?

Oliver: Ich war im Stabsdienst eingesetzt, Personalsachbearbeiter. Ich habe praktisch die gesamten Personalakten für die Bundeswehr geführt.

Hat dir die Arbeit Spaß gebracht?

Oliver: Was heißt Spaß gebracht? Der Erfolg, sicher. Aber die ganzen Vorgesetzten, die du da hast, das sind die Säufer aus den sechziger Jahren. Die waren zu blöd, zur Müllabfuhr zu gehen. Denen ausgeliefert zu sein!

Hast du dann weiter deinen Tee getrunken?

Oliver: Ja, ich hatte die Thermosflasche auf dem Schreibtisch und hab' den Leuten erzählt, daß ich so ein bißchen Magenprobleme hab'. Ich hab' den Tee auch angeboten. Aber der schmeckte so ekelhaft, den hat keiner getrunken. Ich hatte aber keinen Kontakt zur Szene, drei Jahre nicht mehr. In meinem kleinen Garten habe ich mir auch noch Marihuanapflanzen angebaut. Am Wochenende kam meine Freundin zu mir, oder ich fuhr nach Hause, um sie zu sehen. Sie hat aber nie die Drogen akzeptiert und auch nicht den Mohntee. Ansonsten war es wunderbar mit ihr. Einmal Silvester hat sie so eine Show gemacht, da hat sie meine ganzen Mohnkapseln vernichtet, hat Deo und Parfum draufgespritzt. Es war immer mal so ein Kampf. Sie wollte auch, daß ich Therapie mache. Sie hatte mir auch noch einen Therapeuten, der irgendwas mit Bioenergie machte, besorgt. Aber als ich dann anfangen mußte, einen Sessel zu prügeln mit einem Besenstiel — der sollte mein Vater sein —, da hab' ich auch das gelassen. Sie hat mir dann die Pistole auf die Brust gesetzt, und ich war drei Monate frei von Mohn. Aber dann kam eine Sache, das hat sie auch akzeptiert, daß ich da was brauchte — als es mit Mutter rapide schlechter ging. Innerhalb von drei Monaten war sie tot. Da hab' ich dann natürlich wieder Mohn geballert. Die Beziehung zu meiner Freundin wurde durch den Tod meiner Mutter noch enger.

Wie war damals das Verhältnis zu deinem Vater?

Oliver: Gut, ich habe ja normal gelebt, hatte meinen Job, hab' Geld verdient.

Hast du nicht akzeptiert, daß deine Freundin dir nur helfen wollte, dich von den Drogen wegzubringen?

Oliver: Nein, das hat mich genervt. Es ging ihr um die

165

Droge als Prinzip. Das war ihr Ding, nicht meins. Ich hab'
ihr gesagt, wenn ich mich sozial damit isoliere, mich recht-
lich gefährde, körperlich kaputtmache, dann hab' ich Verständnis für deine Wünsche. Oder wenn ich sexuell nichts
mehr bringe, aber das ging mit dem Mohntee wunderbar.
Aber wenn du Drogen prinzipiell ablehnst, dann ist es dein
Problem. Sonst verstanden wir uns blendend. Wir freuten
uns immer mehr auf die Zeit nach der Bundeswehr, nach
meinem Vertrag, wo wir zusammenziehen konnten, zusammen unser Leben gestalten. Astrologie war für mich
faszinierend. Ich hatte mich sehr damit beschäftigt und
wollte mich damit selbständig machen, hatte mir sogar
einen Computer angeschafft. Alles sah gut aus, ich hatte
den Mohn auch sehr weit reduziert. Und auf einmal kommt
sie abends an und weint ein bißchen, am anderen Morgen
auch noch einmal. Na ja, und dann sagte sie, es ist Schluß.
Aus! Und seitdem habe ich nie wieder was von ihr gehört
und gesehen. Dann wurde auch noch der Mohnverkauf
verboten — das war so Mitte 1985 —, da ging es nur noch
bergab. Ich war fertig, kaputt, nur noch am Saufen. Alle
Zukunftsträume waren weg. Ich hatte nichts, was mich auf-
fangen konnte. Ich hab' fast mein ganzes Geld versoffen.
Alkohol dämpft zwar auch, aber im Grunde ist es ja ein
Höllenzeug! Es war alles eine einzige Katastrophe. Und
dann bin ich wieder bei meinem Vater angekommen. Hab
gesagt, Vater, hier bin ich. Mit keinem Pfennig Geld.
Wie hat dein Vater reagiert?
Oliver: Er hat mich aufgenommen. Wir haben sehr viel miteinander geredet, wir waren uns seit Mutters Tod sehr na-
hegekommen. Ich hab' mir aber nach zwei Monaten eine
kleine Wohnung genommen und hab' wieder alles mögliche reingeschluckt. Mohn gab's nicht mehr zu kaufen.
Aber ein Kumpel von früher kam mit Heroin. Da bin ich das
erste Mal richtig süchtig geworden, da war auch kein Halt

mehr. Ich hatte nichts mehr, null Hoffnung, keine Freundin, nichts. Wenn dich jemand einfach so verläßt und verletzt, da hast du ja auch kein Selbstwertgefühl mehr. Mutter hatte mich plötzlich verlassen, die Frau hat mich verlassen. Ich habe dann wieder alles verheizt, was mir in die
Hände kam. Sogar wieder bei Vater geklaut, ich brauchte
das Geld für Heroin.

**Dann hat dein Vater aber doch erfahren, daß du Heroin
spritztest?**

Oliver: Ja, ich hab' es ihm erzählt, daß ich Heroin nehme, es
aber unter Kontrolle habe. Ich kann sehr gut blenden!

Wie hat dein Vater reagiert?

Oliver: Ich weiß gar nicht, irgendwie schein' ich da auch
was zu verdrängen. Auf jeden Fall bin ich im März 1986
wieder bei Vater eingezogen. Ich hatte einfach kein Geld
mehr für die Wohnungsmiete und fürs Essen. Alles ging für
Drogen drauf. Vater wollte, daß ich eine Therapie mache,
sah aber auch ein, daß ich freiwillig gehen muß, sonst
bringt es nichts. Und er sagte immer, er könne mich nicht
fallenlassen, dagegen hat er sich immer gewehrt. Er hat tierisch darunter gelitten.

Bist du eigentlich mal verhaftet worden?

Oliver: Nein, nie. Vor Klauen hab' ich seit meiner Kindheit,
seit den Erlebnissen mit meinem Vater, so eine Angst gehabt. Das konnte ich nicht, jedenfalls nicht außerhalb meines Zuhauses.

Woher hattest du denn das Geld für Heroin?

Oliver: Ich hab' die Leute ausgenommen, gelinkt, gedealt,
gemischt. Das belastet mich gewissensmäßig doch irgendwie noch. Ich hab' auch immer noch gehofft, daß ich den
Absprung kriege, wie früher, daß ich einen Job finde, eine
gute Frau. Meine Selbstentzüge haben ein paar Tage geklappt, dann wieder nicht. Dann hab' ich frierend in der
Decke gesessen, Kräutertee getrunken. Ich hatte immer

167

noch Angst vor der totalen Selbstaufgabe, wie ich es bei anderen Junkies erlebt habe.

Als du dich vom Heroin gelöst hast, welche Drogen hast du da genommen?

Oliver: Es kam der Sommer, und da hatte ich den Trichter, daß der Mohn ja hier in den Gärten wächst. Ich sag' euch, ich kenne hier jeden einzelnen Schrebergarten! Denn in unheimlich vielen Schrebergärten gibt es Mohn, verschiedene Sorten. Den hab' ich mit einem Kumpel besorgt.

Was heißt besorgt?

Oliver: Da haben wir Sachen erlebt! Einige Leute haben wir gefragt, ob wir den Mohn für Grabgestecke haben könnten. Manchmal hat es geklappt. Sonst sind wir nachts über die Zäune geklettert, wir haben wahnsinniges Glück gehabt, wir sind nie geschnappt worden.

Das ging ja wohl nur im Sommer, was hast du danach gemacht?

Oliver: Man hatte ja noch gewissen Vorrat gelagert, weil wirklich viel vorhanden war. Und du kannst dich auch nicht so vollknallen, weil es ganz schön widerwärtig schmeckt. Dann kam aber ein Punkt, an dem gar nichts mehr lief. Zu dem Zeitpunkt kam ich mit Leuten in Kontakt, die mit Remedacen zu tun hatten. Ein Freund von mir kam ins Remedacenprogramm. Und da sah ich selber, was das für enorme Heilwirkung bei ihm hatte. Ich war aber auch schon soweit, daß ich dachte, man muß total ohne Droge leben. Als ich also sah, wie gut das bei meinem Freund lief, versuchte ich auch Vater dahin zu kriegen. Er hat aber von dieser Substitution nichts gehalten. Er wollte, daß ich eine Langzeittherapie mache.

Woher bezog dein Vater seine Informationen? Warum lehnte er Remedacen ab?

Oliver: Er kam in diesen »Elternkreis Drogenabhängiger«, der das Substitutionsprogramm ablehnt. Da hat er sich be-

einflussen lassen. Aber schließlich hat er gesagt, rausschmeißen kann ich dich nicht, wenn du dich für Remedacen entscheidest. Er hat trotzdem jeden Tag gefragt, wann
ich in die Langzeittherapie gehe. Aber im Grunde wußte er,
daß sie auch nichts bringt, wenn ich sie nicht freiwillig mache. Ich hab' mir dann selber Remedacen besorgt um viele
Ecken. Vater hat dann selber diese dramatische Wendung
gesehen, daß ich endlich mal wieder zu mir kam, zur Ruhe
kam, normal reden konnte. Da hat er innerhalb kurzer Zeit
gesagt, wenn das so gut hilft, muß es ja einen Arzt geben,
der das Mittel verschreibt. Dann hat er wahnsinnig darum
gekämpft, alle möglichen Stellen angeschrieben, aber kein
positives Echo gekriegt. Die Ärztekammer hat ihm eine unheimlich linke Abfuhr erteilt, nach dem Motto, daß er seinem drogensüchtigen Sohn aufgesessen wäre und daß ich
mich um meine Probleme selbst zu kümmern hätte. Er sah
dann keinen Ausweg und hat das Remedacen selbst für
mich auf dem Schwarzmarkt besorgt. Damals hat es pro Tablette zwei bis drei Mark gekostet. Er hat gesehen, daß mir
sofort Heroin unter die Nase gehalten wurde, wenn ich versucht habe, mir die Remis zu besorgen. Das wollte er vermeiden und ist daher lieber selbst gegangen. Dann hat er
sie mir zugeteilt. Einmal hat er es morgens vergessen, da
hab' ich Anfälle bekommen.

Warum hat dein Vater die Remedacen eingeteilt?

Oliver: Er konnte mir keine satte Dosierung geben. Er
wußte auch nicht, wieviel ich brauchte. Ich hab' immer
mehr gefordert, das war moralisch schlimm, weil Vater zu
dem Zeitpunkt finanziell absolut ausgeblutet war. Alte
Schulden durch Mutters Krebskrankheit, nicht nur wegen
mir. Ich hab' fünfzehn Tabletten pro Tag genommen, das
bei zwei Mark pro Stück! Das waren dreißig Mark pro Tag,
neunhundert Mark im Monat! Er hat aber immer wieder gesagt, egal, was passiert, du kriegst die Dinger. Die Dosis

mußte reichen, ich konnte einfach aus Schuldgefühl nicht mehr fordern. Es war aber absehbar, daß es auf die Dauer so nicht weitergehen konnte. Der Kampf ging darum, irgendwo ins Programm zu kommen. Ein Arzt hat dann mitbekommen, wie wir um die Sache kämpften, und er hat auch mitgekriegt, daß Vater am Ende war. Da hat der Arzt gesagt, ich verschreibe dir Remedacen. Drei Monate hatten wir versucht, irgendwo unterzukommen. Für Vater war auch so wichtig, die Sicherheit zu haben, es vom Arzt verschrieben zu bekommen. Er hat auch den Arzt kennengelernt. Ich finde es wichtig, daß ein Kontakt zwischen Eltern und dem behandelnden Arzt besteht, Vertrauen da ist.

Hast du dann keine anderen Drogen mehr genommen?

Oliver: Bis auf einen Ausrutscher, nein. Das Problem ist, dort, wo ich wohne, wird unheimlich viel mit Heroin gedealt. Ich muß sehen, daß ich aus diesem Versuchungsprozeß rauskomme.

Wie hat Remedacen dein Leben verändert?

Oliver: Das erste war Happiness. Ich war drei Wochen absolut euphorisch. Aber nach den drei Wochen kam ein kleiner Ausrutscher. Man muß was machen, man muß ja erst wieder lernen, selbst was zu machen. Alles, was ich kannte, war Heroin. Ich hab' dann Arbeitslosenhilfe bekommen, etwa ein halbes Jahr später auch gejobbt und mir eine Wohnung genommen. Ich habe eine tolle Freundin gefunden. Jetzt hoffe ich nur noch, daß ich einen richtigen Job finde, was ja so schwierig ist, weil ich keinen richtigen Abschluß habe. Ich kann gut mit dem Computer umgehen und bring' mir auch noch alles mögliche bei. Ich kann auch gut organisieren, das weiß ich noch von der Bundeswehr, Büroorganisation, das kann ich.

Hilft dir deine Ausbildung bei der Bundeswehr nicht, einen Job zu finden?

Oliver: Nein, die bringt nichts. Ich bin eingesetzt worden

als Bürokaufmann, hab' aber keinen Schein als Bürokaufmann. Es ist schwer, da ein Bein auf den Boden zu kriegen.
Ich muß eine Arbeit finden, mit der ich Zukunft habe, Hoffnung.

**Wie beurteilst du das Verhalten deines Vaters? Wie wich-
tig war für dich, daß er dich nicht fallenließ, wie es ja viele
Drogenberater als »heilsamen Schock« fordern?**

Oliver: Das ist die entscheidende Sache gewesen in meinem Leben. Wäre es wirklich einmal zu dem Punkt gekommen, und ich wäre von zu Hause weggestoßen worden,
wäre ich ein richtiger Junkie geworden. Davor hat mein Vater mich gerettet. Es war immer dieser rote Faden da. Mein
Vater sieht jetzt auch, daß bei mir eine langsame, stetige
Entwicklung da ist. Das ist für ihn so wichtig. Wir sind richtige Freunde geworden. Das ist, glaube ich, das Beste, was
man in diesem Alter von einer Eltern-Kind-Beziehung erwarten kann.

Hans-Jürgen S.
Es ist unmenschlich, seinen Sohn zu verstoßen

Er ist nicht heroinabhängig, war es auch nie — und ist doch gewissermaßen ein Abhängiger. Hans-Jürgen S., 54 Jahre alt, hat mit seinem Sohn Oliver, den wir im vorangegangenen Interview befragten, gemeinsam alle Höllenqualen der Heroinsucht durchlebt. Er empfängt uns in seinem Vorstadthäuschen und kocht für uns Kaffee; er weiß, daß wir mit seinem Sohn lange Gespräche geführt haben, doch er kennt nicht deren Inhalt. Er war sofort zu einer Unterhaltung mit uns bereit, obwohl er zugibt, daß es ihm schwerfällt, über einige Dinge zu sprechen. Beim Interview schließt er oft die Augen, legt die Hände vors Gesicht, hat, wenn ihn bestimmte Erinnerungen überkommen, Tränen in den Augen. Dann wird auch seine sonst so feste Stimme brüchig. Herr S. trägt ein weißes Hemd mit Krawatte, unter seiner Strickjacke Hosenträger. Bevor er auf Fragen antwortet, atmet er tief durch.

Wie war Ihre erste Reaktion als Vater, als Sie merkten, daß Ihr Sohn süchtig ist?
Hans-Jürgen S.: Da geht man verschiedene Phasen durch, manche von ihnen überschneiden sich aber auch. Zunächst ist es so, daß man es nicht für möglich hält, warum denn ausgerechnet mein Sohn ... Dann sagt man auch schon mal, dem werde ich's zeigen, daß er so was über unsere Familie bringt. Und man schreit nach dem großen Knüppel, so nach dem Motto: Wozu haben wir den Staat, wenn er damit nicht fertig wird, da hat die Polizei doch da-

für zu sorgen! Es kommt einem auch schon mal der Gedanke, ob man sein eigenes Kind anzeigt, um es so zum Entzug zu zwingen. Und man versucht sich zu informieren, während langsam die Erkenntnis zunimmt: Das ist ja alles noch viel schlimmer, als am Anfang gedacht. Es geht viel tiefer, viel weitreichender. Die Problematik beginnt das ganze Leben zu bestimmen: die Suche nach einem Ausweg. Die Frage, wie man es schafft. Oder, präziser gesagt, wie man es fertigkriegt, einem anderen Menschen, der einem so nahesteht, dabei zu helfen, daß er es schafft.

Wie informierten Sie sich über Drogen? Fanden Sie aufschlußreiche Bücher, hatten Sie Mühe, mit Menschen in Kontakt zu kommen, die vor ähnlichen Problemen standen?

Hans-Jürgen S.: Ich kenne kein Buch, das wirklich geholfen hätte, mich umfassend über Drogen und die Folgen der Abhängigkeit zu informieren. Und mit Freunden kann man schlecht über so etwas reden, die haben dazu eine abgekürzte, vorgefaßte Meinung, nicht, daß ich ihnen das übelnähme, ich hatte die ja auch. Also habe ich jemanden anzulaufen versucht, von dem man meinen konnte, er hätte Ahnung. In meinem Fall war das die Elternberatung der Stadt, der sogenannte »Elternkreis«. Der hatte für mich einerseits eine positive Funktion: Zum erstenmal kam ich mit Menschen zusammen, die überhaupt wußten, wovon ich rede, die das abschätzen konnten. Da kommt jeder reihum zu Wort. Man hat ja einen Stau bis hier oben hin, und es drängt dann nur so aus einem raus. Man muß sich bestimmte Dinge von der Seele reden. Das war gut für mich, das war wichtig. Aber andererseits bin ich beim »Elternkreis« mit Meinungen zum Schicksal meines Sohnes konfrontiert worden, mit denen ich nichts anfangen konnte.

Was meinen Sie damit?

Hans-Jürgen S.: Schmeißen Sie ihn raus in die Gosse, sagte man mir. Er muß in der Gosse landen, muß so klein werden, wie es nur geht. Erst wenn sein Leidensdruck unerträglich wird, dann wird er bereit sein, sich helfen zu lassen. Gegen diese Meinung bin ich von Anfang an Sturm gelaufen, weil ich sie mit meinem ganzen Weltbild, mit all meinen ethischen Normen, auch mit meinem Christsein nicht in Einklang bringen konnte. Das ist doch unmenschlich, seinen Sohn zu verstoßen. Das erste Gebot muß doch sein, ihn zu retten und ihn vor weiteren Krankheiten zu schützen. Das zweite, ihn vor Kriminalität und Gefängnis zu bewahren; das dritte, ihm ein normales Leben mit Beruf und Familie zu ermöglichen. Ich sage das auch im Bewußtsein meiner damaligen Situation: Es wurde bei uns im Hause immer schlimmer. Es dämmerte eine Katastrophe herauf. Oliver, also der Drogensüchtige, hat seinen jüngeren Bruder Matthias sogar einmal mit dem Tod bedroht. Und zwar aus dem Grund, weil der Kleine mir erzählt hatte, was Oliver alles an Gegenständen aus dem Haus schon versetzt hatte, und mir auch die Pfandscheine gab. Das hatte Oliver als Vertrauensbruch gesehen und war ausgerastet. Wäre ich nicht ausgezogen, wäre es wahrscheinlich zum Drama gekommen, zu einem Toten.

Und Ihr Auszug hat die Gemüter beruhigt? Warum drangen Sie denn nicht darauf, daß einer Ihrer Söhne das Haus verließ?

Hans-Jürgen S.: Darauf hab' ich ja gedrängt. Ich bin ein Vierteljahr in die Heide gezogen, in ein Haus von Bekannten. Ich hab' mich dort regeneriert. Einmal in der Woche habe ich meinen Jungen einen Karton mit Essen vorbeigebracht, aber Geld haben sie keins gekriegt. Währenddessen hat Oliver das letzte, was man aus dem Haus noch zu Geld machen konnte, rausgeschleppt und versetzt. Was für Leute ins Haus kamen! Was alles kaputtging! Ich konnte mir das nicht mehr mit ansehen. Ich habe gesagt, entweder

der Jüngere zieht aus, der noch auf eigenen Füßen stehen kann, oder ich kündige meinen Mietvertrag, und dann müssen wir alle raus, und das Problem löst sich von selbst. Durch diese Erpressung, wenn Sie so wollen, habe ich Matthias dazu gekriegt, sich eine eigene Bude zu suchen. Er war damals achtzehn Jahre alt und ging noch aufs Gymnasium.

Und Sie sind dann wieder zu Hause eingezogen — in das Haus, das Oliver so ausgeplündert hatte für seine Sucht?

Hans-Jürgen S.: Ja. Ich war dann also mit Oliver allein. Allein auch mit dem Bewußtsein, daß es nun nichts mehr zu verlieren gibt. Daß Oliver mich brauchte, daß wir gemeinsam nach neuen Wegen suchen mußten. Es kam dann, in langen Gesprächen mit Oliver, von ihm auch zum erstenmal das Eingeständnis, daß er drogenkrank war. Das schaffte eine Basis. Kurze Zeit später hat er ja dann angefangen, sich Remedacen zu besorgen, die Ersatzdroge. Ich kann gar nicht sagen, welche Veränderungen da mit ihm vorgegangen sind. Es war wie ein Wunder! Er konnte wieder über andere Dinge reden als nur noch über Drogen. Es war wie eine Wiedergeburt, die Wiedergeburt meines Kindes!

Bevor wir jetzt auch auf Ihre Rolle bei der Beschaffung des Remedacens eingehen, möchten wir gern noch einmal zurückblenden, auf Olivers Jugend, seine Schulzeit, wie Sie sie gesehen haben. Wann bemerkten Sie denn zum erstenmal, daß bei Oliver Drogen ins Spiel kamen, daß da was schieflief?

Hans-Jürgen S.: Also, ich war lange nicht mit dem Problem konfrontiert, das hat weitgehend meine Frau getragen, bis sie 1984 gestorben ist. Sie wollte das wohl alleine tragen. Aber ich hab' schon was gemerkt, doch schon während der Schulzeit. Daß da Veränderungen waren. Ich habe zwei Erklärungen, warum Oliver an das Rauschgift herangekommen ist, daran hängengeblieben ist. Einmal ist er in seiner Intelligenz von der Schule nicht ausreichend gefördert worden. Er sagt heute, daß er sich in der Schule einsam gefühlt hat, daß er unterfordert war. Viele Jahre lang galt er ja in der Klasse als leuchtendes Vorbild, als Bereicherung für den Unterricht. Dann kam auf einmal dieser Absturz, diese rapide Verschlechterung seiner Leistungen. Er blieb sitzen, und dann kam das Aus, als er zweimal die zehnte Klasse nicht schaffte auf dem Gymnasium. Und die zweite Erklärung, die liegt an den häuslichen Umständen: Meine Frau ist Apothekenhelferin gewesen, mein Schwiegervater hatte eine Apotheke in Äthiopien, dem Land, in dem Oliver ja auch geboren ist. Dadurch hatten wir immer zahlreiche Arzneimittel, auch Opiate, zu Hause. An diese Sachen ist Oliver verhältnismäßig leicht herangekommen. Hat sie ausprobiert und wohl festgestellt, daß man sich so, chemisch, schöne Gefühle machen kann.

Das sind die äußeren Voraussetzungen, das hat ihm den Einstieg leichtgemacht ...

Hans-Jürgen S.: Wir haben es immer für unmöglich gehalten, daß Oliver drogenabhängig wird. Ich glaube, das ist der entscheidende Irrtum, den Eltern machen. Eltern glauben ja auch zunächst ihrem Kind, daß es eben nur mal probiert hat, daß gerade ihr Kind mit dem Gift umgehen kann. Sie haben in der Regel am Anfang einer Drogenabhängigkeit ja noch nicht diese gravierenden Veränderungen, so daß sich die Eltern sagen, das ist zwar schlimm, was mein Kind da macht, das kann auch gefährlich werden — aber längst ist es noch nicht soweit. Das haben wir auch gedacht. Wir konnten uns sehr bequem belügen. Ich wußte, daß Oliver was mit Rauschgift am Hut hat, ich wußte sogar, daß er damit Mist gebaut hat. Aber ich konnte es verdrängen, weil da ja immer wieder Phasen waren, in denen er sehr vernünftig war. Er hat ja seinen Unteroffizier beim

Bund gemacht, hatte seine Wohnung, die Freundin. Also, ich konnte die Illusion von dem Normalsein meines Sohnes durchaus füttern.

Aber immer konnten Sie sich nicht belügen. Wir denken, daß Sie schon eine sehr intensive Beziehung zu Ihrem Sohn gehabt haben müssen, um mit einigen Dingen fertig zu werden, beispielsweise mit dem Stehlen und Verkaufen des Familienschmucks . . .

Hans-Jürgen S.: Es muß schon eine starke Bindung da sein. Es sind ja so viele Abgründe, wie das mit dem Schmuck, was ich erst später erfahren habe. Da hatten wir ja, rückwirkend gesagt, großes Glück, daß wir materiell nicht gerade auf Rosen gebettet waren. Es war nicht allzuviel da, um es zu versetzen, um es zu Geld zu machen. Aber das mit dem Schmuck hat sehr weh getan, wir hatten ihn von unseren Ersparnissen in Äthiopien gekauft. Da ist viel zerschlagen worden. Da ist fast alles kaputtgegangen, was an Vertrauen zwischen uns da war. Aber ich will dazu mal etwas Grundsätzliches sagen: Wir waren uns als Eltern darüber im klaren, daß wir die Verbindung zu unseren Kindern niemals brechen würden. Das hieß nicht, daß wir bereit waren, alles zu tolerieren, aber dieses In-die-Gosse-Stoßen, da konnten wir nicht mitmachen . . .

Muß man religiös sein, um in einer solchen Situation den Glauben an einen Wandel, eine Besserung nicht zu verlieren? Welche Eigenschaften braucht man, um jemandem, der einem so viel angetan hat, wieder aufzuhelfen?

Hans-Jürgen S.: Man möchte so viel machen und kann fast gar nichts unternehmen. Man muß Geduld lernen, Geduld und nochmals Geduld. Ich habe auch angefangen zu beten, zu sagen: Herr, ich kann nicht weiter, ich bin restlos am Ende, jetzt mach du was. Und irgendwie ist es immer weitergegangen. Ich wußte, daß mein drogenkranker Sohn die Hölle durchlebte, ich hab's ja mit eigenen Augen gesehen.

Er muß sterben, dachte ich immer wieder. Er muß wahnsinnig werden! Auch wenn er einmal klar ist und das ganze Elend sieht, das er angerichtet hat, wie kann er nur weiterleben! Da konnte ich doch nicht anders, als zu sagen, daß er für mich kein Junkie ist, sondern ein wertvoller Mensch. Ein Mensch, der mir ungeheuer wichtig ist. Und dann haben sich Türen und Tore geöffnet, die ich vorher nicht gesehen hatte.

Sie sprechen jetzt von der Zeit, als Ihr Sohn mit Remedacen anfing, wieder ein normales Leben zu führen?

Hans-Jürgen S.: Ja, genau. Von diesem Schlüsselerlebnis. Plötzlich war mein Kind wieder da. Ein Wunder! Das muß so gewesen sein wie bei den Soldaten, den Vermißten, die 1950 aus der Gefangenschaft plötzlich zurückgekommen sind: Er war wieder da! Ansprechbar! Wiedergeboren!

Mit dem Remedacen konnte Ihr Sohn anders leben als mit Heroin. Aber eine Befreiung von Abhängigkeit ist das ja nicht. Haben Sie ihm nicht zu einer Langzeittherapie geraten? Warum kam das für ihn nicht in Frage?

Hans-Jürgen S.: Es muß ganz klar gesagt werden, daß das Remedacen nur ein erster Schritt ist. Damit fängt es überhaupt erst an, da geht der Kampf erst richtig los. Damit wird der Kranke in die Lage versetzt, sich überhaupt mal im Spiegel erkennen zu können. So hat er vielleicht eine Chance, aus der Drogenszene herauszuwachsen, wozu er vorher gar keine Möglichkeit hatte. Natürlich habe ich Oliver zu einer Langzeittherapie zu überreden versucht, um ihn drogenfrei zu bekommen. Aber er sagte mir, er packe das nicht. Da wollten sie seine Persönlichkeit kaputtmachen, und das sei das einzige, was ihm geblieben sei. Jedenfalls sagte er damals, er würde sich eher umbringen, als in die Therapie zu gehen. Ich nahm das ernst. Als ich dann den Erfolg von Remedacen bei ihm sah, habe ich auf allen möglichen Wegen versucht, es ihm zu verschaffen.

Auf welchen Wegen?

Hans-Jürgen S.: Ich bin zuerst zu den Verantwortlichen marschiert. Zum Drogenbeauftragten der Gesundheitsbehörde. Ich mußte da sehen, daß man von offizieller Seite doch wenig Ahnung hat von dem Problem, daß es da vorgefaßte Meinungen gibt. Jedenfalls hat der Drogenbeauftragte versucht, mir klarzumachen, daß das Methadon für die meisten Drogentoten verantwortlich sei. Großer Quatsch! Ich bin dann also auf den Schwarzmarkt gegangen und hab' das Remedacen für meinen Sohn besorgt.

Wußten Sie, wohin Sie da gehen mußten? Und warum konnte Oliver das Mittel nicht besorgen, wo er sich doch in der Szene bestimmt besser auskannte?

Hans-Jürgen S.: Oliver wußte, daß man ihm in der Szene überall erst mal Heroin hinhalten würde, und er fühlte sich noch nicht so hundertprozentig stark, daß er dem sicher ausweichen würde. Ich machte auf diese Weise eine Erfahrung, die ich nicht missen möchte. Ich habe die Remis von einem Junkie bekommen, dem es wesentlich schlimmer ging als meinem Sohn, der aidskrank ist. Der seine Freundin gerade verloren hatte — die lag tot auf dem Bett, als er morgens aufwachte. Das also war meine Connection. Und wenn ich dann so wartete — denn irgendwie gehört es dazu, daß sie einen so warten lassen, es dann auch nicht bei sich haben, irgendwohin verschwinden —, dann war das für mich irgendwie sehr lehrreich. Alle möglichen Menschen liefen vorbei, sogenannte Gesunde und jede Menge Kranke, richtige Jammergestalten. Aber die Gesunden schienen die Jammergestalten gar nicht wahrzunehmen, sahen nur zur Seite, als wären sie nicht da. Solch ein Anblick müßte doch bei allen das blanke Erbarmen hervorrufen! Die müßten doch alle schreien, was ist los mit euch, was können wir tun, um euch zu helfen — aber man sieht nur durch die Kranken hindurch.

Wie lange haben Sie das Remedacen auf dem Schwarz-markt besorgt? Wie haben Sie einen Arzt gefunden, der Oliver das Medikament verschrieb?

Hans-Jürgen S.: Ich bin mehrere Wochen lang zu dem Treff-punkt gegangen und hab' das Mittel dort besorgt. Das war dann eine ungeheure Versuchung für mich, das Remeda-cen als Disziplinierungsmittel bei Oliver einzusetzen, denn ich hab's ja verwaltet. Und als er meinte, er brauchte mehr, eine höhere Dosis, da wollte ich sie ihm zuerst nicht geben. Ich hatte ja gar keine Ahnung, wie man das dosiert! Aber ich habe dann gesagt, ich werde dir vertrauen, ich muß dir ja vertrauen, du kriegst so viele Remis, wie du willst. Dann haben wir auf Umwegen einen Arzt gefunden, der Oliver das Remedacen verschrieb. Übrigens war die Dosis, die der Doktor verschrieb, höher als das, was sich mein Sohn zuge-standen hatte. So viel zum Vertrauen oder zur gewissen Vertrauensunfähigkeit, die da schon besteht. Da habe ich immer noch Probleme, denn nach wie vor ist Oliver ja krank, besteht die Gefahr eines Rückfalls. Und es ist so schwer zu lernen, wieder Vertrauen zu schenken. Zum Bei-spiel in finanziellen Angelegenheiten. Also, Oliver hat Pro-bleme, mit Geld umzugehen, hatte er schon immer. Deswe-gen verwalte ich das Konto, mit seinem Einverständnis. Kürzlich ging ich zur Bank, es mußten fünfhundert Mark Krankengeld drauf sein, aber wir waren hundert Mark im Minus. Vier Auszüge fehlten. Er ist also bei der Bank gewe-sen und hat abgehoben, dachte ich, und hing schon oben an der Decke. Aber ich habe mir inzwischen angewöhnt, daß ich nicht gleich losplatze. Er zeigte mir die Auszüge, er hatte zwanzig Mark abgehoben. Und die fünfhundert sind irgendwo auf dem Dienstweg hängengeblieben, die wur-den ein paar Tage später überwiesen.

Wie hat sich Ihr Kontakt zu dem jüngeren Sohn Matthias entwickelt?

Hans-Jürgen S.: Gut. Der hat inzwischen Abitur gemacht, steht auf eigenen Beinen. Was meinen Sie, wie oft ich ein schlechtes Gewissen hatte, daß ich meine ganze Kraft auf Oliver konzentrierte und dem »Gesunden« dadurch so viel vorenthielt! Das war und ist für Matthias natürlich schwer zu verstehen. Doch ich glaube, er hat es heute begriffen. Dadurch, daß Matthias so viel toleriert hat, hat er jedenfalls viel für seinen Bruder getan, er hat Großes geleistet und wesentlich dazu beigetragen, daß es Oliver heute so gutgeht.

Aber geheilt ist Oliver noch nicht?

Hans-Jürgen S.: Nein. Das meinte ich, wenn ich von der Geduld sprach, die ich lernen mußte.

Sie haben vorher die staatliche Drogenberatung kritisiert. Was, meinen Sie, sollte der Staat tun, um das Problem wirkungsvoll anzupacken?

Hans-Jürgen S.: Da gibt es viele Punkte. Erst einmal, denke ich, daß eine gutorganisierte, qualifizierte Polizei wesentlich mehr erreichen könnte. Sagen wir, statt zehn Prozent vielleicht dreißig Prozent des Rauschgifts vom Markt wegzuholen und einige große Dealer zu fassen. Aber das eigentliche Problem löst das nicht.

Wären Sie für eine Freigabe des Heroins, wie es Hamburgs Erster Bürgermeister Voscherau vorgeschlagen hat?

Hans-Jürgen S.: Wer im Drogenbereich irgendwas tabuisiert, hat von der Schwere der Krankheit noch nichts begriffen. Insofern begrüße ich auch Herrn Voscheraus Denkanstoß. Vieles im Bereich der Ersatzdrogen scheint mir noch verbesserungswürdig, vor allem die soziale Betreuung der Kranken. Das Anbieten von Wohnungen, von Arbeitsplätzen. Unsere ganze Drogenbekämpfung steckt ja noch in den Kinderschuhen.

Wenn jetzt Eltern mit einem heroinabhängigen Kind zu Ihrer Elterninitiative kommen würden — was würden Sie denen raten?

Hans-Jürgen S.: Erst einmal verläßliche Informationen beschaffen, würde ich ihnen raten, denn vieles, was über Drogen so geschrieben wird, ist der reine Blödsinn. Dann nicht ausrasten, die Abhängigkeit des Kindes erst mal selbst verarbeiten. Euer Kind ist in einer großen Gefahr, würde ich sagen, die ihr nur gemeinsam mit ihm bekämpfen und vielleicht überwinden könnt. Vergrößert die Gefahr nicht noch dadurch, daß ihr zwischen euch einen Keil treibt oder treiben laßt. Das Kind braucht euch dringend, es braucht Hilfe. Macht ihm klar, wie groß die Gefahr ist, aber haltet zu ihm. Und dann hütet euch vor allen, die ein Patentrezept wissen, denn so etwas gibt es nicht. Keiner kann euch versprechen, daß ihr es schaffen werdet. Aber die Chance ist da!

Barbara Smith
»Ihr Sohn ist verstorben«

Der 19jährige R. kam 1988 durch eine Überdosis Heroin ums Leben. Seine Mutter, Barbara Smith, beschreibt das Leben mit ihrem Sohn, seinen Leidensweg — und erzählt, wie sie von seinem Tod erfuhr.

Ich kam von einer längeren Reise zurück. Auf dem Tisch lag meine Post, obenauf ein Zettel, auf dem ich gleich das Wort »Polizei« wahrnahm. Die Information lautete, daß mein Sohn tot ist — ohne Datum. Auch die Presse hatte schon, bevor ich informiert war, den Tod meines Sohnes mit der hier üblichen Numerierung der Drogentoten veröffentlicht. Ich hoffe, daß anderen Eltern, Angehörigen, Freunden diese Art der Benachrichtigung erspart bleibt. Ich hatte das »Glück«, wenigstens innerhalb von fünf Minuten Hilfe herbeirufen zu können, aber die Vorstellung, den Rest der Nacht verbringen zu müssen, ohne jemanden erreichen zu können, ist grausam. Ich erfuhr später, daß mein Sohn damals seit zwei Tagen tot war. Daß jemand zwei Tage nicht erreichbar ist, ist für mich kein Hinderungsgrund, dem Betroffenen die Nachricht durch einen Menschen überbringen zu lassen.

Auch als ich die auf dem Zettel angegebene Rufnummer der Polizei anrief, um Näheres über den Tod meines Sohnes zu erfahren, teilte man mir zunächst lediglich mit, der zuständige Beamte habe heute frei (es war Wochenende), und ich solle doch bis Montag warten. Als ich weiterfragte, erfuhr ich, daß sich mein Sohn im Institut für Rechtsmedizin befand, mit dem ich mich in Verbindung setzte. Dort bat ich telefonisch, meinen Sohn sehen zu können, was abgelehnt wurde mit der Begründung, das sei Aufgabe des Bestatters, und die Verhältnisse im Institut für Rechtsmedizin seien Besuchern nicht zuzumuten. Statt einer Besuchsmöglichkeit kam der »Trost«, mein Sohn sähe noch gut aus, man würde auch die Nähte von der Autopsie nicht mehr sehen. Dazu fällt mir wirklich nichts mehr ein! Und auch der folgende Gedanke ist schwer nachzuvollziehen: Es war mir eher zuzumuten, meinen Sohn nicht mehr zu sehen, als das vielleicht wirklich kalte Institut zu betreten. Hier muß eine Möglichkeit geschaffen werden für diejenigen, die das Bedürfnis haben, ihren Angehörigen noch einmal zu sehen! Ich erhielt nach einigen Wochen telefonisch die Mitteilung, wenn ich damals bestimmter aufgetreten wäre, hätte ich meinen Sohn sehen können.

Nach dem Wochenende, an dem ich vom Tod meines Sohnes erfuhr, wurde dann mit dem Bestatter ein Termin, an dem ich den Toten noch einmal sehen konnte, vereinbart. Es folgte ein Anruf vom Beerdigungsinstitut, mein Sohn sei nicht mehr so gut anzusehen, außerdem könne er nicht angekleidet werden, da er AIDS habe. Nachfragen an anderen Stellen ergaben, daß alle Drogenabhängigen als HIV-verdächtig eingeordnet werden. Ich wußte von meinem Sohn, daß er nicht HIV-infiziert war, da kurz vorher in der Jugendvollzugsanstalt ein Test gemacht worden war. Mich schokkierte jedoch der Umgang mit diesem Problem. Ich spürte Angst und Weigerung heraus, man mochte sich mit einem solchen Fall nicht abgeben. Ob mein Sohn nun zurechtgemacht wurde oder nicht, war für mich nicht wichtig, ich wollte ihn ja sehen! Durch die Vorstellung, daß man mit Angst und Ekel an ihn herangeht, dachte ich dann nur: »Laßt ihn in Ruhe, keiner soll an ihn ran, nicht so…«

Ich teilte dem Bestatter mit, daß ich unter diesen Umständen davon absähe, meinen Sohn noch einmal zu sehen. Ich denke heute, diese Entscheidung war falsch. Wichtiger erscheint mir jedoch die Frage, wie sich eine solche Nachricht auswirkt in einer Familie oder gar bei einem Partner: Zum Schmerz über den Tod kommt durch Unüberlegtheit, ja menschenunwürdiges Handeln die grundlose Angst vor einer HIV-Ansteckung. Denken die Verantwortlichen darüber eigentlich nach? Weiter frage ich mich, warum diese Bedenken, einen vielleicht HIV-Infizierten zu berühren, erst nach und nicht vor der Autopsie einsetzen.

Während der Jahre der Drogenabhängigkeit meines Sohnes, vor allem aber nach seinem Tod, habe ich immer wieder erlebt, daß Drogenabhängige nicht als Menschen, sondern als lästige Erscheinung betrachtet werden. Dies trifft nicht nur die Drogenabhängigen, sondern auch die zahlreichen Menschen, die sich (teilweise mit großer Aufopferung) bemühen, ihnen zu helfen. Ich möchte diese Behandlung von Drogenabhängigen hier beschreiben, nicht um anzuklagen, sondern um denen, die das ändern wollen, Mut zu machen.

Ich wußte anfangs noch nicht, daß Drogen die Ursache waren, die das Verhalten meines Sohnes so veränderten. Hilfe suchte ich bei einer Familienberatungsstelle für meinen Sohn und mich. Er lehnte eine Teilnahme ab, doch ich konnte die Gelegenheit der Beratung für mich wahrnehmen, und das war sehr wichtig und positiv für mich. Dies war für mich ein Jahr lang eine Stütze. Nichts veränderte sich an der Situation meines Sohnes, aber es war für mich sehr wichtig, Hilfe für mein Verhalten zu haben, um meinen Sohn nicht noch zusätzlich in die Enge zu treiben oder zu überfordern.

Als mein Sohn dann das erste Mal von zu Hause fortlief (er war damals 13 Jahre alt), brach für mich alles zusammen — die Wahnsinnsangst um ihn, die Fassungslosigkeit. Ratschläge, die sehr gut gemeint waren, verstärkten teilweise das bestehende Chaos. Mein Sohn entschloß sich, in ein Heim zu gehen. Er wollte selbständig sein. Das entsetzliche Gefühl, das das auslöste, ist für mich bis heute nicht zu beschreiben. Zu dem Zeitpunkt war ich nur fähig zu hoffen, daß ihm dort geholfen wird. Zuerst kam er in ein sogenanntes Aufnahmeheim. In dieser Zeit konnte ich nur beobachten, wie bei meinem Sohn Diebstähle und Alkoholkonsum zunahmen. Nach geraumer Zeit war ein richtiger Heimplatz für ihn frei. Doch der Verlauf war weiterhin problematisch. Er ließ nur sehr selten jemanden an sich heran. Wohl waren einzelne Betreuer sehr engagiert, und hier kam auch ein Vertrauensverhältnis zu meinem Sohn zustande. Diese hoffnungsvollen Phasen endeten jedoch immer wieder abrupt durch den Wechsel der Mitarbeiter. Während dieses Heimaufenthaltes erfuhr ich auch zum erstenmal, daß mein Sohn Drogenkonsument war.

Ein weiterer entsetzlicher Vorfall war, als zwei Jahre später mein Sohn nach einer Alkoholvergiftung aus dem Krankenhaus entlassen wurde. Er wohnte zu dieser Zeit noch immer im Heim. Ich fuhr ins Krankenhaus, um meinen Sohn abzuholen. Ich stand einem Menschen gegenüber, der fertig, heruntergekommen, vor allem traurig aussah. Er wollte auch nicht zurück ins Heim, sondern zu mir nach Haus. Ich empfand Freude, aber auch Bedenken. In einem Gespräch über seine Vorstellungen forderte er in aggressiver Weise von mir, alles mögliche für ihn zu tun. Ich fühlte mich wie gelähmt, konnte nicht begreifen, daß das von meinem Kind kam! Es ging ausschließlich um seine Forderungen, anderes hörte er gar nicht. Ich fühlte mich überfordert, konnte damit nicht umgehen. Somit traf ich dann doch die Entscheidung, meinen Sohn in das Heim zurückzubringen. Innerlich im Widerspruch, zerrissen, denn gleichzeitig wollte ich auch mit ihm nach Hause. Dieser

Vorfall bedrückt mich bis heute, dagegen hilft auch kein Zureden oder die Bestätigung meiner Entscheidung durch den Betreuer, den Arzt oder andere. Eine solche Situation stellt sich immer wieder für die Mitbetroffenen von Drogenkranken. Ob hier eine Entscheidung möglich ist, die späteren Bedenken standhält, stelle ich in Frage. Sicher, ich bekam auch zu hören, daß mein Handeln falsch war. Aber demgegenüber steht die Frage: Inwieweit hätte ich meinem Sohn helfen können? Ich befand mich in dem Dilemma, daß ich einerseits helfen wollte, andererseits jedoch die Situation meine eigenen Kräfte überforderte. Es gibt Möglichkeiten, diesen Konflikt zu verdrängen. Eine davon ist es, sich einzureden, man nähme diese harte Haltung in Wirklichkeit nur ein, um dem Drogenkranken zu helfen: So wird das »Leidensdruckprinzip« immer wieder hervorgeholt: »Es muß dem Drogenabhängigen erst so dreckig gehen, daß er in der Gosse liegt. Dann endlich wird er sich zu einer Therapie aufraffen und diese erfolgreich durchlaufen.« Zuwendung und Hilfe hingegen würden dem Drogenabhängigen nur seine Situation so weit erleichtern, daß der Antrieb, etwas zu tun, fehlt. In Einzelfällen mag das zutreffen, aber niemals für alle! Dem steht häufig eine ebenso platte Theorie gegenüber, nach der jede gewünschte Hilfe sinnvoll und notwendig ist — bis hin zur Finanzierung des Drogenkonsums und bis hin zur Zerstörung der eigenen Existenz, alles hat sich den Wünschen und Bedürfnissen des Kranken unterzuordnen.

Ich denke, es ist wichtig, sich klarzumachen, daß Hilfe — wenn auch nicht jede — sinnvoll ist. Ebenso wichtig ist es, zuerst an sich selbst zu denken. Zu diesem An-sich-selbst-Denken gehört es auch, Hilfe zu suchen und zu akzeptieren, statt alles aus eigener Kraft bewältigen zu wollen, möglichst noch die Probleme zu verheimlichen. Denn immer noch ziehen sich Verwandte und Freunde zurück oder versuchen zumindest, die Kontakte so weit zu reduzieren, daß von den Problemen nichts bekannt wird.

Eine Ursache dafür ist, daß es in der Öffentlichkeit mittlerweile Brauch geworden ist, die »Schuld« an der Drogenabhängigkeit allein bei den Eltern zu suchen, die ohnehin schwer belastet sind und kaum etwas dagegen sagen können oder wollen. Dies ist aus meiner Sicht ein bequemer Weg, von den außerfamiliären Ursachen der Drogenabhängigkeit und des Drogenkonsums abzulenken. Hierzu gehört der allgemein akzeptierte und zum Teil unverantwortliche Umgang mit legalen Drogen: Ein Drogenabhängiger, der sich sein Suchtmittel verschafft, wird weniger akzeptiert als ein Autofahrer, der sich betrunken ans Steuer setzt und dabei Menschenleben riskiert. Zu diesen Ursachen gehört aber auch die allgemeine Perspektivlosigkeit, die in der Parole »No future« ihren Ausdruck findet und die ja durchaus reale Ursachen hat. Das soll nicht heißen, daß Eltern eigene Fehler und Konflikte leugnen sollen. Diese Fehler und Konflikte dürfen aber nicht dazu dienen, daß die Eltern zum Sündenbock der Gesellschaft werden und sich auch noch verschämt in diese Rolle fügen. Es ist also sinnvoll, zu den Problemen zu stehen und Hilfe zu suchen. Leider versteifen sich auch zahlreiche Beratungsstellen und Selbsthilfegruppen auf die uneingeschränkte Propaganda für einen der beiden oben beschriebenen Ansätze, dies ist aber nicht überall so. Ich kann nur raten, nicht nach der ersten Enttäuschung aufzugeben, sondern so lange zu suchen, bis man eine Beratungsstelle oder eine Elternselbsthilfegruppe gefunden hat, die einem tatsächlich Hilfe in diesen Konfliktsituationen gibt.

Mein Sohn hatte, als er 16 war, die Möglichkeit, an einem einjährigen Abstinenztherapieprogramm teilzunehmen. In Erinnerung bleibt mir, wie schwer ihm der Abschied von der Szene fiel. Ich baute meine Hoffnungen wieder auf. Zugleich war dies eine Zeit der Erholung für mich, des Aufatmens und des Zur-Ruhe-Kommens. Das mag befremdend wirken, aber in dieser Zeit kamen keine Anrufe meines Sohnes, Hilferufe, weil er wieder in Schwierigkeiten war und nach denen er dann schnell wieder verschwand. Es gab keine Kriminalität, nicht einmal Schwarzfahren, und damit keine Anrufe oder Schreiben von Justiz, Polizei oder Hochbahn. Nach der Beendigung war es der Wunsch meines Sohnes und das Ziel des Therapieprogramms, seine Selbständigkeit zu erreichen. Ein Rückfall machte alles wieder zunichte. Gleichzeitig beschleunigte sich seine Drogenkarriere, damit stieg auch die Beschaffungskriminalität, und in der Folge kam es zu den ersten Inhaftierungen.

Oft hört man in einer solchen Situation: »Wie gut, daß der Abhängige dort ist, ein heilsamer Schock.« Diese Reaktion kann ich nicht verstehen. Auch ich spürte das Gefühl der Erleichterung, daß ich endlich weiß, wo er ist, und daß nichts Kriminelles läuft. Zugleich löste der Gedanke bei mir ein Schuldgefühl aus. Wie konnte ich nur so denken. Ich mußte erst lernen, damit umzugehen. Es ist einfach ein heikles Durcheinander: Einerseits ist die Inhaftierung des Sohnes unvorstellbar und furchtbar, andererseits hat man das Gefühl, die Situation ist wieder »einigermaßen unter Kontrolle«. Dies Unter-Kontrolle-Sein findet dann aber bald sein Ende, denn tatsächlich entsteht hier ein Teufelskreis: Das Gefängnis ist nicht der Platz für einen Drogenabhängigen, einen Drogenkranken. Auch im Gefängnis setzt sich der Drogenkonsum fort! Und vom Gefängnis gleich zur Langzeittherapie, das wird doch von allen angenommen, um aus der Inhaftierung rauszukommen. Für mich stellt es eine Zwangsmaßnahme dar, wie kann da eine Therapie erfolgreich verlaufen?

Mein Sohn hatte sich endlich entschieden und sagte zu mir: »Ich will mit den Drogen aufhören, ich gehe kaputt.«

Am Anfang seines letzten Lebensjahres hatte er sich um einen Therapieplatz beworben, mit der Unterstützung der Beratungsstelle. Um nicht total abzurutschen, nahm er Remedacen. Wenn ich mich mit ihm traf, war er während dieser Zeit zugänglicher, vor allem hoffnungsvoll, sich aus der Szene lösen zu können und etwas für sich zu erreichen. Er konnte auch wieder einige Dinge selbst erledigen, was vor Beginn der Ersatzdrogeneinnahme nicht möglich war. Die Wartezeit auf den Therapieplatz zog sich mehr als ein halbes Jahr hin. Das war zu lange, und er griff wieder zum Heroin. Damit ergab sich der erneute Abrutsch in Kriminalität, Inhaftierung und so weiter. Natürlich kann man sagen, er hätte sich halt zusammenreißen können, aber mit welchem Recht verlangen wir von einem Drogenabhängigen hier eine Selbstdisziplin, die sogar vielen Gesunden schwerfällt. Ich kenne Eltern, die lange Zeit bangen und warten, daß ein Therapieplatz frei oder eine Therapie bewilligt wird. Wenn sich ein Abhängiger endlich bereit erklärt, etwas zu unternehmen, fördert dieses lange Hinauszögern meist den Rückfall.

Während meiner langen, vorher geplanten Reise war mein Sohn inhaftiert, und ich wollte zum Zeitpunkt des Gerichtstermins zurück sein. Vorher hatte ich ihn, soweit ich durfte, besucht (für Jugendliche in Untersuchungshaft beträgt die Besuchszeit nur eine Stunde alle 14 Tage). Der letzte Besuch ist mir in positiver Erinnerung, mein Sohn sprach weiter von einer Therapie. Die Gerichtsverhandlung wurde jedoch kurzfristig vorgezogen. Mein Sohn wurde vor meiner Rückkehr von der Reise entlassen und starb zwei Tage später. Kann man Drogenabhängige einfach ohne weitere Hilfe so raussetzen? Setzt man Kranke auf die Straße und überläßt sie ihrem Schicksal? Fördern wir nicht damit den Wiedereinstieg in die Drogenszene und Kriminalität durch die Hoffnungslosigkeit? Der richterliche Entscheid war wahrscheinlich gut gemeint, aber wohin werden die Abhängigen entlassen? Der allererste Weg führt fast immer wieder zu dem Dealer. Mein Sohn ging in die Drogenberatungsstelle, die ihm schon seit einiger Zeit Hilfestellung gab. Nur konnte er, da er bereits unter Heroineinfluß war, sich kaum äußern.

Und wie stellt sich das dar für eine Beratungsstelle? Überlastet, in zu engen Räumen, personell unterbesetzt, keine Möglichkeit zur Überweisung in eine Drogenambulanz, denn so etwas gibt es in Hamburg zum Beispiel bis heute noch nicht (ist seit 1990 im Aufbau, d. Verf.). Gelder werden zur Drogenbekämpfung bereitgestellt — bei der Polizei und anderen staatlichen Stellen. Freie Beratungs- und Betreuungsstellen müssen aus finanziellen Gründen ständig um ihre Existenz kämpfen.

Täglich behandeln wir Alkoholabhängigkeit und andere Suchtkrankheiten in Arztpraxen und Krankenhäusern, warum diese Diskriminierung unserer kranken Drogenabhängigen? Andere Süchtige werden auch mit Medikamenten unterstützt, warum nicht die Möglichkeit einer medikamentengestützten Therapie? Ich bin nicht gegen die traditionellen Therapien, im Gegenteil, aber es gibt nicht nur *einen* Weg, sondern es muß auf die individuellen Bedürfnisse der Abhängigen eingegangen werden. Auch wenn die Heroinabhängigen noch an den Drogen festhalten, eine Therapie abbrechen oder ähnliches, muß ihnen ein humaner Weg geboten werden. Dieses Angebot darf nicht mit hohen Auflagen, Bewährungszeiten (»Mal sehen, ob der das wirklich ernst meint«) etc. verbunden werden. Es beinhaltet auch die Möglichkeit der Substitution, wie sie bisher nur für einige wenige in den bestehenden Methadonprogrammen besteht. Dazu wird es aber erst kommen, wenn Drogenabhängige als Menschen und nicht als Fälle, womöglich noch Kriminalfälle, betrachtet werden!

Nachwort

Wenn in der Öffentlichkeit über Drogenabhängigkeit gesprochen wird, laufen bestimmte Assoziationsketten ab, die in der Regel diffuse Ängste vor dem Unheimlichen, dem Abgrund, dem scheinbar Unheilbaren hervorrufen. Und die Abwehr dieser Ängste wiederum bewirkt, daß Drogenkonsumenten und -abhängige zunächst gedanklich und dann auch sozial ausgegliedert, geächtet werden. Ob dann das soziale Elend, gekennzeichnet durch Mittellosigkeit, Obdachlosigkeit, körperlichen und seelischen Verfall, Kriminalität und Prostitution, Folge der Abhängigkeit selbst oder die Antwort der Gesellschaft auf drogenabhängige Menschen ist, bleibt weitgehend unreflektiert. In der Regel wird angenommen, daß das soziale Elend eine Auswirkung der Drogenabhängigkeit und damit den Betroffenen selbst zuzuschreiben ist. Auf diese Weise wird das Problem individualisiert, bleiben wesentliche gesellschaftliche und kulturelle Gesichtspunkte unberücksichtigt.

Als Professor des Fachbereichs Sozialpädagogik an der Fachhochschule Hamburg machte ich in Seminaren über Analysen und Therapien bei Alkohol- und Drogenabhängigkeit immer wieder die Erfahrung, daß erst die Aufdeckung der gesellschaftlichen Mechanismen, die zur Sucht führen, den Gesamtzusammenhang zwischen Gesellschaft, Sucht und Individuum herstellen kann und damit erst das individuelle Schicksal in einem Licht erscheinen läßt, das zwar die menschliche Verstrickung, vor allem aber die gesellschaftliche Mit-Ursache deutlich macht.

Es wird meist außer acht gelassen, daß unsere Kultur die Bewertung des Gebrauchs von Drogen vornimmt und spaltet: Alkoholkonsum ist seit Jahrhunderten erlaubt und in bestimmten Situationen sogar erwünscht, während der Gebrauch anderer Drogen wie zum Beispiel Heroin negativ bewertet und durch entsprechende gesellschaftliche Mechanismen geächtet und kriminalisiert wird. Erst in diesem Zusammenhang ist das soziale Elend Drogenabhängiger in seinem ganzen Ausmaß zu erfassen. Dabei gilt es hervorzuheben, daß Suchtfähigkeit eine allgemein menschliche Eigenschaft ist, die die moralische Bewertung von Gut und Böse genausowenig verdient wie die Fähigkeit des Menschen zur Selbstverwirklichung oder zur Trauer. Das Bedürfnis des Menschen nach Grenzüberschreitung und Rauschzuständen, nach Ekstase und »vollerem« Leben ist in allen Kulturen und zu allen Zeiten erkennbar. Nur diese Erkenntnis setzt sich so schwer in eine Grundhaltung um, weil diese wiederum permanent von den bei uns herrschenden negativen Bewertungen beeinflußt und manipuliert wird.

Dabei sollte es selbstverständlich sein, Drogenabhängigen Achtung entgegenzubringen. Die Autoren des ungewöhnlichen Buches »H wie Heroin«, Dr. Josh v. Soer Clemm v. Hohenberg und Marieanne Wolny-Follath, leben eine solche vorurteilsfreie Haltung vor, indem sie sich in den Interviews einfühlsam den drogenabhängigen Menschen mit ihren Ängsten und Hoffnungen nähern. Und dies ohne therapeutische Attitüde. Mit Sachkenntnis und Verständnis legen sie die Bruchstellen und Wendepunkte in den Lebensläufen ihrer Gesprächspartner frei: den Einstieg in die Abhängigkeit, die sozialen Begleitumstände und Zwänge, den Verlauf der »Karriere« mit ihren vielfältigen Hoffnungen und Abstürzen, mit ihren Sehnsüchten nach Geborgenheit und menschlicher Wärme und ihren tiefgreifenden

Enttäuschungen und Verzweiflungen. Es ist ihnen überzeugend gelungen, das menschliche Gesicht und die sensible, aber illusionslose Gefühlswelt der Abhängigen hinter der Fassade von Verwahrlosung, Krankheit und Abwehr zum Vorschein zu bringen, so daß dem Leser sehr individuelle Menschen mit differenzierten Wünschen und Vorstellungen, aber auch mit dramatischen Leidenswegen entgegentreten. Es erstaunt und schafft begründete Hoffnung, daß die Hälfte der Interviewten inzwischen frei ist von Heroin und über Ersatzdrogen allmählich den Weg aus dem sozialen Elend findet. Aber auch bei den anderen ist das Ringen um einen Ausweg erkennbar. Deutlich wird dabei auch, daß der Weg aus der Abhängigkeit — von einzelnen Ausnahmen abgesehen — ohne die Hilfe von Menschen und Institutionen nicht möglich ist.

Schließlich vollzieht sich der Weg in die Abhängigkeit auch nicht isoliert und individuell, sondern in einem sozialen Kontext, der zunächst scheinbar Wärme und Geborgenheit, Zugehörigkeit zu einer Gruppe Gleichgesinnter und neues, »volleres Leben« bietet. Folgerichtig muß auch der Ausstieg von entsprechenden Qualitäten begleitet sein, wenn auch mit anderen Vorzeichen. Hier ist gesellschaftliches Engagement gefragt, und es gilt der Grundsatz: Nur du allein kannst dir helfen, aber du kannst es nicht allein.

»H wie Heroin« ist ein eindrucksvolles, sensibles und überzeugendes Buch zum Thema Drogenabhängigkeit und AIDS und schließt eine Lücke dort, wo in der wissenschaftlichen Fachliteratur der Mensch hinter der Statistik zurücktritt oder gar verschwindet und wo allgemeine Aufklärung immer noch nicht tief genug greift, mit Ängsten Betroffener und Mitbetroffener vorurteilsfrei umzugehen. Auf zwei entscheidenden Ebenen leisten die Autoren Pionierarbeit: Sie lassen durch ihre sensible Gesprächsführung die abhängig gewordenen Menschen selbst zu Wort kommen und legen damit authentisches Material vor, das potentiell Gefährdeten, Eltern konsumierender oder schon abhängig gewordener Kinder und Jugendlicher, aber auch Betroffenen selbst Hoffnung vermittelt, Hoffnung, daß Drogenabhängige, da sie sehr empfindsame Menschen sind, immer die Möglichkeit in sich tragen, Wege aus der Abhängigkeit zu finden. Und auf der gesellschaftlichen Ebene wird deutlich, daß wir alle entschieden umdenken müssen und dieses Umdenken auch umzusetzen haben in Haltung und Handlung. Das heißt zuallererst, daß wir das Bewußtsein schaffen und vermitteln müssen, daß Drogenkonsum eine — wenn auch unglückliche — Ausdrucksform menschlichen Daseins ist, die übrigens in anderen Kulturen toleriert wird und sozial eingebettet ist*, so daß es nicht zu Ausgrenzung und Verelendung kommen muß.

Wenn also Drogenabhängigkeit eine Ausdrucksform menschlichen Daseins ist, haben wir diese gesellschaftlich auch anzuerkennen. Vor dem Hintergrund dieser Überzeugung steht Drogenabhängigen unsere Achtung zu, und sie haben Anspruch auf unsere Hilfe und Zuwendung. Es darf nicht weiter hingenommen werden, daß es viel zuwenig Kontakt- und Beratungsstellen, Übernachtungsstätten, Therapieeinrichtungen und Ersatzprogramme gibt — viele davon nur vorübergehend mit ABM-Stellen ausgestattet — und Drogenabhängige abgedrängt werden in Gefängnisse, Obdachloseneinrichtungen, abbruchreife Häuser etc. Es darf auch nicht dabei bleiben, daß die Abstinenztherapie als der einzig richtige und damit von den Kostenträgern finanzierte Weg bleibt. Die Gespräche zeigen auch hier ein-

---

* Die Opiumbauern in Laos zum Beispiel leben noch in uralten traditionalen Ordnungen und sind selbst Opiumkonsumenten (s. Westermeyer bei FEUERLEIN: Theorie der Sucht, Berlin, Heidelberg, New York, Tokio, 1986).

drucksvoll, daß der Weg aus der Abhängigkeit für manche über Drogenersatzprogramme führt.

»H wie Heroin« ist ein Buch, das in Schülerbüchereien, in öffentlichen Bücherhallen, in die Hände von Lehrern und Erziehern, aber auch von Ärzten, Therapeuten und Studenten gehört. Und es ist eine Hilfe für Eltern von Konsumenten und Abhängigen, und zwar aller sozialen Schichten, weil es informiert, illusionslos macht, andererseits aber begründete Hoffnung stiftet, weil es ohne moralisch-pädagogischen Zeigefinger auskommt und gerade dadurch menschliches Verständnis schafft für Drogenabhängige im sozialen Abseits, für das wir alle mitverantwortlich sind!

Norbert Mieck

Anhang

Erläuterungen der Begriffe

Abstinenztherapie: siehe Langzeittherapie

»Affen schieben«: affig sein, cold turkey, Junker haben; Szenebezeichnung: schmerzhafter kalter Entzug ohne medikamentöse Überbrückungsmöglichkeiten

Ambulante Therapie: a) Klient bleibt in seiner vertrauten sozialen Umgebung und bekommt Einzel- und/oder Gruppentherapie (z. B. Gesprächstherapie, Gestalttherapie) mit dem Ziel, abstinent leben zu lernen
b) ambulante Substitutionstherapie: mittels medikamentöser Unterstützung (z. B. Methadon/Polamidon oder Remedacen) und Einzel- und/oder Gruppentherapie wird versucht, den Klienten sozial und psychisch zu stabilisieren, um dadurch u. a. eine soziale Eingliederung zu ermöglichen

Amphetamin: »Speed«, Aufputschmittel, Appetithemmer, verschreibungspflichtig, Suchtpotential (siehe auch Pervitin)

Apomorphin: Medikament, das bei Drogenabhängigen als Entzugsmedikament eingesetzt wird, verursacht u. a. Erbrechen und Krämpfe, sogenannte »Kotztherapie« oder Aversionstherapie; verschreibungspflichtig

Barbiturate, »Babbies«, »Downers«: Schlaf- bzw. Beruhigungsmittel, meist in Tablettenform, manchmal gespritzt; dämpfen Wahrnehmungsfähigkeit und Gefühle; seelische, oft auch körperliche Abhängigkeit als Folge

197

Besteck, »*Pumpe*«, »*Fixe*«, »*Nadel*«, »*Löffel*«: Szenebezeichnung für Spritzutensilien

»*Black box*«: Verfahren, das vor allem in England praktiziert wird mittels einer biomedizinischen Technik, die Einsichten der chinesischen Akupunktur mit neurophysiologischen Erkenntnissen verbindet. »Es wird der gestörte Endorphin-Haushalt eines Opiatabhängigen wieder ins Lot gebracht, wodurch die akuten Entzugserscheinungen gemildert und die psychische Rehabilitation beschleunigt werden kann.« (Siehe: Meg Patterson, Der sanfte Entzug) — Endorphin: Neurotransmitter (Stoff zur Übertragung der Nervenerregung) im Gehirn, u. a. verantwortlich für Streßbewältigung, Lustempfinden, Allgemeinbefinden

Brauel: Landeskrankenhaus in Niedersachsen für inhaftierte Drogenabhängige mit therapeutischem Anspruch, von Betroffenen oft »Drogenknast« genannt

BTMG (BTM): Betäubungsmittelgesetz, erste Fassung 1981; die Aufnahme eines Medikaments in dieses Gesetz bedeutet eine erhebliche Kontrolle seiner Verschreibung (BTM-Rezept)

Captagon: Psychopharmakon, verschreibungspflichtig, Suchtpotential

Clean: drogenfrei; *Cleantherapie*: Abstinenztherapie nach körperlichem Entzug

Dilaudid: Opioid, BTM-Medikament, Suchtpotential

Distraneurin, »*Distras*«: Psychopharmakon, wird u. a. gegen akute Entzugserscheinungen nach Alkoholmißbrauch verschrieben, Suchtpotential

Drauf sein, zu sein: abhängig sein, nicht ansprechbar sein

»*Drücken*«, »*fixen*«, »*schießen*«: Szenebezeichnung für das Spritzen von Opiaten

Entzug: a) kalter Entzug: wenn Abhängige abrupt aufhören, Opiate zu konsumieren, sind die Folge meist Gliederschmerzen, Schwitzen, Frösteln usw.; manchmal Angstzustände, Krampfanfälle und schwere Depressionen
b) warmer, humaner Entzug: langsames Herunterdosieren von Opiaten, z. B. mittels Methadon/Polamidon oder Remedacen, dadurch können Nebenerscheinungen gemildert bzw. vermieden werden

Eukodal: Psychopharmakon, BTM-Medikament, Suchtpotential

Fortral: synthetisches, opiatähnliches (Opioid) BTM-Medikament mit schmerzstillender Wirkung, Suchtpotential

Goldener Schuß: zu starke, tödlich wirkende Überdosis; z. B. nach zu sauberem oder zu starkem Heroin

Gras-Öl: aus Haschisch (Gras) gewonnenes Öl

»H« (engl. für Heroin, ausgesprochen wie Äitsch): Heroin; kann gespritzt, geraucht oder geschnieft (siehe »Nase nehmen«) konsumiert werden, schmerzstillend; macht meistens ruhig und cool, ruft körperliche und seelische Abhängigkeit hervor; um Entzugserscheinungen zu vermeiden, wird oftmals Dauerkonsum notwendig

Jetrium: synthetisches, opiatähnliches BTM-Medikament, Suchtpotential

»Kick«, »Flash«: Szenebezeichnung für Glücksgefühl nach Heroinkonsum, »high« sein

Kiffen: Hasch(isch), Marihuana rauchen

Kokain, Koks: kann gespritzt, geraucht oder geschnieft werden; verursacht oft Glücksgefühle, enthemmt und kann dadurch Aggressivität und Paranoia (Verfolgungswahn) hervorrufen; meistens entstehen starke seelische Abhängigkeit und Appetitlosigkeit

Langzeittherapie (Abstinenztherapie): stationäre Therapie nach körperlichem Entzug; Psycho- und/oder Sozialtherapie mit dem Ziel, abstinent leben zu lernen; meistens in ländlicher Umgebung und, je nach Konzept, vorerst ohne Außenkontakte; dauert minimal ein Jahr

Lexotanil: Psychopharmakon, verschreibungspflichtig, Suchtpotential

LSD: hat bereits in geringsten Mengen starke Wirkung auf das Zentralnervensystem (Halluzinationen, Erregungszustände) und kann psychisch abhängig machen

Medinox: Barbiturat, verschreibungspflichtig, Suchtpotential

Methadon: wird in fast allen europäischen Ländern und den USA als Substitutionsmedikament (»Ersatzdroge«) verschrieben mit dem Ziel, den Heroinhunger zu stillen (sog. Opiatblockade), um dadurch den Patienten die Möglichkeit zu verschaffen, sich sozial und körperlich zu stabilisieren; wird auch als HIV-Prävention gesehen; Suchtpotential

Methadonprogramm (»Drogenersatzprogramm«): in den USA und im europäischen Ausland seit 1965 als Ergänzung der Abstinenztherapieprogramme. Obwohl in der Bundesrepublik seit 1987 in Nordrhein-Westfalen und seit 1988 in Hamburg mit dem Medikament Polamidon (Levomethadon) substituiert wird, wird diese medikamentengestützte Therapieform irrtümlicherweise hier oft »Methadonprogramm« genannt, wobei die mittels Polamidon gestützte Rehabilitation gemeint ist. (Siehe: Johannes Hellebrand, Methadon, Chance oder Illusion?)

»Nase nehmen«, schniefen, sniefen (engl. sniff): Szenebezeichnung; Opiate wie Heroin oder Kokain durch die Nase inhalieren, kann Nasenschleimhautentzündung verursachen

Palphium: opiatähnliches BTM-Medikament

Pervitin, »Speed«: Amphetamin; erhöht die Wachsamkeit; bei Mißbrauch treten Appetitlosigkeit und Zittern auf, verschreibungspflichtig, Suchtpotential

Polamidon, »Pola«, L-Polamidon, Levomethadonhydrochlorid: BTM-Medikament, Tropfen; in der Bundesrepublik als Substitutionsmedikament und als starkes Schmerzmittel verwendet; Suchtpotential

»Pumpe«, »Nadel«, »Fixe«: Szenebezeichnung; Injektionsspritze; siehe Besteck

Remedacen, »Remis«, Dihydrocodein: Opioid, eigentlich Hustenmittel; die Kapseln werden in der Bundesrepublik als Substitutionsmedikament verwendet, verschreibungspflichtig, kann u. a. Obstipation (Verstopfung) oder Schweißausbrüche verursachen; Suchtpotential

Ritalin: Amphetamin; BTM-Medikament, verschreibungspflichtig, Suchtpotential

Substitutionstherapie (»Ersatzdrogentherapie/programm«): Kombination von sozio- und/oder psychotherapeutischer ambulanter Betreuung, unterstützt durch z. B. Methadon/ Polamidon oder Remedacen; soll u. a. Stabilisierung und Integration schneller ermöglichen und ein Abrutschen in die Kriminalität bremsen oder verhindern. — Was die Zulassungskriterien für eine Substitutionstherapie betrifft, so ist die Schwelle unterschiedlich hoch; die Kriterien sind in der Regel sehr streng. Nach dem Stand der internationalen Wissenschaft sind sie als äußerst restriktiv anzusehen. (Siehe: Bossong, Horse: Methadon, Chancen und Grenzen der Substitutionsbehandlung)

Valoron: Kapseln, verschreibungspflichtig, starkes Schmerzmittel, wurde als Opiatersatzmittel konsumiert, bis 1980 die chemische Zusammenstellung geändert wurde, heutige Bezeichnung *Valoron-N;* Suchtpotential

Zum Weiterlesen

Allert, Kristiane, u. a.: Heroin, die süchtige Gesellschaft (Lucy Körner Verlag), Fellbach 1988

Amendt, Günter: Der große weiße Bluff (Konkret Literatur Verlag), Hamburg 1987

Behr, Hans-G., Juhnke, Andreas u. a.: Drogenpolitik in der Bundesrepublik (Rowohlt Taschenbuch Verlag), Reinbek 1985

Böllinger, Lorenz: Drogenrecht, Drogentherapie — ein Leitfaden (Fachbereich Sozialarbeit, Fachhochschule Frankfurt, Limescorso 5, 6000 Frankfurt 50), 1987

Boßmann, Dieter, Tasso, Hardy: Ich möcht' mal auf 'ner Wolke fliegen (Peter Hammer Verlag), Wuppertal 1986

Bossong, Horst, Stöver, Heino: Methadon, Chancen und Grenzen der Substitutionsbehandlung (Verlag Lenz, Maass), Berlin 1989

Grimm, Gorm: Die Lösung des Drogenproblems (Buchverlag Wolf Plesser), Altenholz 1985

Hafner, Georg, Taylan, Kamil: Alexandra, Tod in Frankfurt (Lamuv Verlag), Frankfurt 1986

Hellebrand, Johannes: Methadon, Chance oder Illusion?. Der Einsatz von Methadon in der Drogen- und AIDS-Hilfe am Beispiel Nordrhein-Westfalens (Forum Verlag), Godesberg 1989

Jan S.: Viele liebe Grüße an alle!. Bilder und Texte von Jan (Eigenverlag U. Müller-Sumfleth, Gottorpstr. 1, 2000 Hamburg 52), 1983

Korporal, Johannes: Leben mit AIDS, mit AIDS leben (E. B. Verlag), Rissen b. Hamburg 1987

Patterson, Meg: Der sanfte Entzug — Ein neues biomedizinisches Verfahren (Verlag Klett Cotta), Stuttgart 1988

Quensel, Stephan: Mit Drogen leben — Erlaubtes und Verbotenes (Campus Verlag), Frankfurt 1985

Renggli, R.: Methadon für Drogensüchtige?, Reihe Soziale Medizin, Nr. 3, Zürich

Sahihi, Arman: Designer-Drogen. Die neue Gefahr (Beltz Verlag), Weinheim 1989

Scheerer, Sebastian: Drogen und Drogenpolitik, ein Handbuch (Campus Verlag), Frankfurt 1989

Snyder, Solomon: Chemie der Psyche. Drogenwirkungen im Gehirn (Spektrum der Wissenschaft), Heidelberg o. J.
Spiegel-Spezial: Geißel Rauschgift (Spiegel Verlag), Hamburg 1989
Stern-Report: Drogen (Stern-Buch), Hamburg 1989
Stratenwert, Irene: Drogenprojekte Palette. Vor allem für ein besseres Leben! (Broschüre Eigenverlag Palette e.V., Bernstorffstraße 159, 2000 Hamburg 50), 1990
Thamm, Berndt: Drogenfreigabe — Kapitulation oder Ausweg? (Verlag Dt. Polizeiliteratur), Hilden 1989
T'Hooft, Jotie: Junkies Traum, Gedichte und Texte (Verlag Nautilus/Nemo Press), Hamburg 1981

Weitere Literatur siehe:
Lorenz Böllinger: Drogenrecht, Drogentherapie, S. 322—334

Adressen

AMOC (Hilfsverein für deutschsprachige Drogenabhängige in den Niederlanden), Weteringschans 179, NL-1017 XD Amsterdam, Tel. 020-229523

ARCHIDO (Archiv und Dokumentationszentrum für deutschsprachige Drogenliteratur), Universität Bremen, FB 9, Postfach 330440, 2800 Bremen 33

Beschwerde-Zentrum Psychiatrie, Bornheimer Str. 92, 5300 Bonn, Tel. 0228-655409

Bundesverband der Elternkreise drogengefährdeter und drogenabhängiger Jugendlicher, Jägerallee 5, 4700 Hamm 1

Deutsche AIDS Hilfe e. V., Drogenreferat, Nestorstraße 8—9, 1000 Berlin 31, Tel. 030-896906

Deutsche Hauptstelle gegen die Suchtgefahren e. V., Westring 2, 4700 Hamm, Tel. 02381-25855

Elternhilfe für Suchtkranke (Methadon-Initiative), Dorothea Klieber, Ödenburger Straße 5, 8015 Markt Schwaben, Tel. 08121-3434

Elterninitiative für akzeptierende Drogenarbeit e. V., Palette, Bernstorffstraße 159, 2000 Hamburg 50, Tel. 040-4302777

Iglo, Hilfe für Kinder von Drogenabhängigen und Substituierten, Palette, Bernstorffstraße 159, 2000 Hamburg 50

IHHD e. V. (Initiative für humane Hilfe Drogenabhängiger / Selbsthilfegruppe substituierter Drogenkonsumenten), Schlüterstraße 84, 2000 Hamburg 13

JES (Selbsthilfegruppe Junkies, Ex-User, Substituierte), A. Borm, Machonstraße 23, 1000 Berlin 42

Junkiebund e. V., Bartsch, Lessingstraße 23, 4000 Düsseldorf 1, Tel. 0211-780486

Weitere Adressen siehe:
Lorenz Böllinger: Drogenrecht, Drogentherapie, S. 174 ff.